最強の免疫力

風邪予防、虚弱体質改善から始める

芝大門いまづクリニック院長
今津嘉宏

はじめに

みなさん、毎日の生活を送るなかで、気になっている不調はありますか？

「どれだけ寝ても疲れが取れない」

「肌荒れがなかなか改善しない」

「インターネットで病気の記事を目にするとドキッとする」

「慢性疾患が治らず、長年、薬を飲み続けている」

などなど、その大小に関わらず、からだに関する悩みを抱えている方は多いのではないでしょうか。だからこそ、『最強の免疫力』というタイトルが気になって、本書を手に取ってくださったのだと思います。

では、そもそも、「免疫力」とはなんでしょうか？

一般的に広く浸透した言葉ではある一方で、しっかりと意味を説明できる方はおそらく少ないのではないでしょうか？

「免疫」とは細菌やウイルスなどがからだに侵入してきたときに、それらの外敵とたたかって退治し、からだを守る働きのこと。ゆえに、「免疫」の力、すなわち「免疫力」が強いほど、からだを守るための働きが強く、外敵から自分を守ることができるわけです。

さらに、「免疫」の働きをもう一歩詳しく説明しましょう。数ある働きのなかで、代表的なものとして以下が挙げられます。

①健康の維持

疲労回復のみならず、病気や傷を回復させ、ストレスに強いからだを作ります。肩こりや腰痛など、からだの不調の予防や改善をします。

②老化や病気の予防

新陳代謝を活発にし、からだの機能低下や細胞組織の老化などによる病気を予防します。肌荒れを防ぐなどの美容に関する効果もあります。

③感染からからだを守る

風邪、インフルエンザなどの細菌・ウイルスやカビ、寄生虫などの外敵からの感染を予防します。

④抗体を作る

ウイルスに対抗する抗体（体内にウイルスや細菌などの異物が入り込んだときに反応し、体から追い出すためにできる対抗物質）を作ります。はしかやおたふく風邪に再びかからないのは抗体ができるためです。

⑤がんなどを予防する

からだのなかで変異したがん細胞を見つけて攻撃し、排除します。つまり、体のなかにできた敵から身を守る力です。

これだけでも、「免疫力」がいかに重要な役割を果たしているか、改めてお分かりいただけるのではないでしょうか。

とはいえ、気になるのは、「どうしたら、免疫力が強くなるの？」という、その具体的な方法だと思います。巷《ちまた》には、免疫力アップをうたう健康法は数多く、きっとみなさんもいくつかを試したことがあるかもしれませんね。

ここで注目していただきたいのが、先に挙げた代表的な免疫の働きの一つ、「③感染からからだを守る」です。冬になるとかならず風邪を引いてしまう人がいる一方で、私のように年中風邪知らずの人もいますね。その違いは何なのか？

それは、「免疫力」が強いか弱いか、ただ一つです。

つまり「最強の免疫力」が備われば、風邪を寄せ付けません。漠然とした「免疫力」という言葉も、みなさんにとってなじみ深い「風邪」と結びつけると、一気に具体的なイメージが広がるのではないでしょうか。事実、風邪を防ぐ方法には、免疫力アップの方法と重なる部分が非常に多いのです。

だからこそ、本書では改めて風邪の予防方法をお伝えし直すことで、みなさんの「免疫力」アップの手助けをできたらと思います。

「なんだ風邪か」と軽んじることなかれ。風邪を引かないことは、健康で若々しく生活を送れる人間であることの証《あかし》なのですから。

風邪予防、虚弱体質改善から始める

最強の免疫力　目次

はじめに　2

プロローグ　そもそも風邪って何？　11

第1章　「最強の免疫力」プロジェクト❶

知っているようで知らなかった、風邪の真実　21

風邪のリスクは一年中。冬だけではありません　22

実は、「風邪」という病気は存在しません　24

風邪を引くとなぜ熱が出るのか　26

風邪は引くごとに、引きにくくなる　29

Q くしゃみ、鼻水、鼻づまり…
それぞれイコール風邪、でOK？　30

Q 鼻水は、何からできているの？　32

Q 風邪を長引かせないためには、
どうしたらいいですか？　34

インフルエンザはいつもの風邪とどう違う？　36

Q インフルエンザにかかったら、何日、休めばいいの？ 40
結局、インフルエンザには何種類あるのか 42
Q インフルエンザワクチンって
どうしても打たないとダメですか？ 46
Q インフルエンザワクチンは、
受けた翌日から即効果あり？ 48
コラム 風邪にまつわる「ことわざ」って本当？ 50

第2章 「最強の免疫力」プロジェクト❷

風邪を徹底的に予防する、簡単な方法

59
風邪を予防する二つのアプローチ 60
マスクの正しい着け方、ご存知ですか？ 62
Q 肌に優しい布のマスクは、
風邪の予防に役立ちますか？ 66
Q 本気で風邪を予防したいなら
高いマスクを選ぶべき？ 68
当たり前に行っている「手洗い」を見直そう 70

正しい「うがい」の積み重ねが明暗を分ける　73
Q 手洗いは、かならず石けんを使わないとダメですか？　78
Q うがいに緑茶を用いるといいと聞きましたが本当ですか？　80
Q うがいには、風邪予防以外の効果はありますか？　82
日々の食事で、風邪知らずの「免疫力」を手に入れよう　84
色の濃い野菜を選んで、風邪を寄せ付けないからだに　86
朝食にはヨーグルトを添えて風邪予防　95
Q 風邪予防に選びたい飲み物は？　96
Q 風邪予防に選びたいお菓子は？　98
衣類の工夫で風邪を予防する　100
風邪を予防するなら、この「４ヶ所」を温めよう　102

いつでも部屋を換気すればいいわけじゃない 104
コラム 睡眠で風邪予防！ 最強の免疫力を手に入れる 107

第3章 「最強の免疫力」プロジェクト❸
引いてしまったその風邪を最速で治す方法

117
風邪治療のカギもやはり免疫力 118
風邪の前半、「引きはじめ」に気をつけるべきこと 121
風邪の後半、「治りかけ」に気をつけるべきこと 127
［わたしの選ぶ風邪治療］
①ホット・スポーツドリンクで体温を上げる 130
②梅干し入りのおかゆを「よく噛んで」食べます 134
③手洗い、うがいは、ずっと続けます 139
④良質な睡眠を取って免疫力を活性化 142
高熱を我慢してはいけません 146

からだ温め食材ショウガも食べ方にコツがあります　149
Q「焼いた長ネギをのどに巻くと良い」って昔から言うけど本当？　154
Q風邪のときに、特におすすめの果物はありますか？　156
医師の頭のなかを知って主体的に治療しよう　158
Q最近、風邪治療に漢方薬を選ぶ人が増えている気がします。効くのでしょうか？　167
おわりに　170

プロローグ

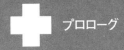

そもそも
風邪って何？

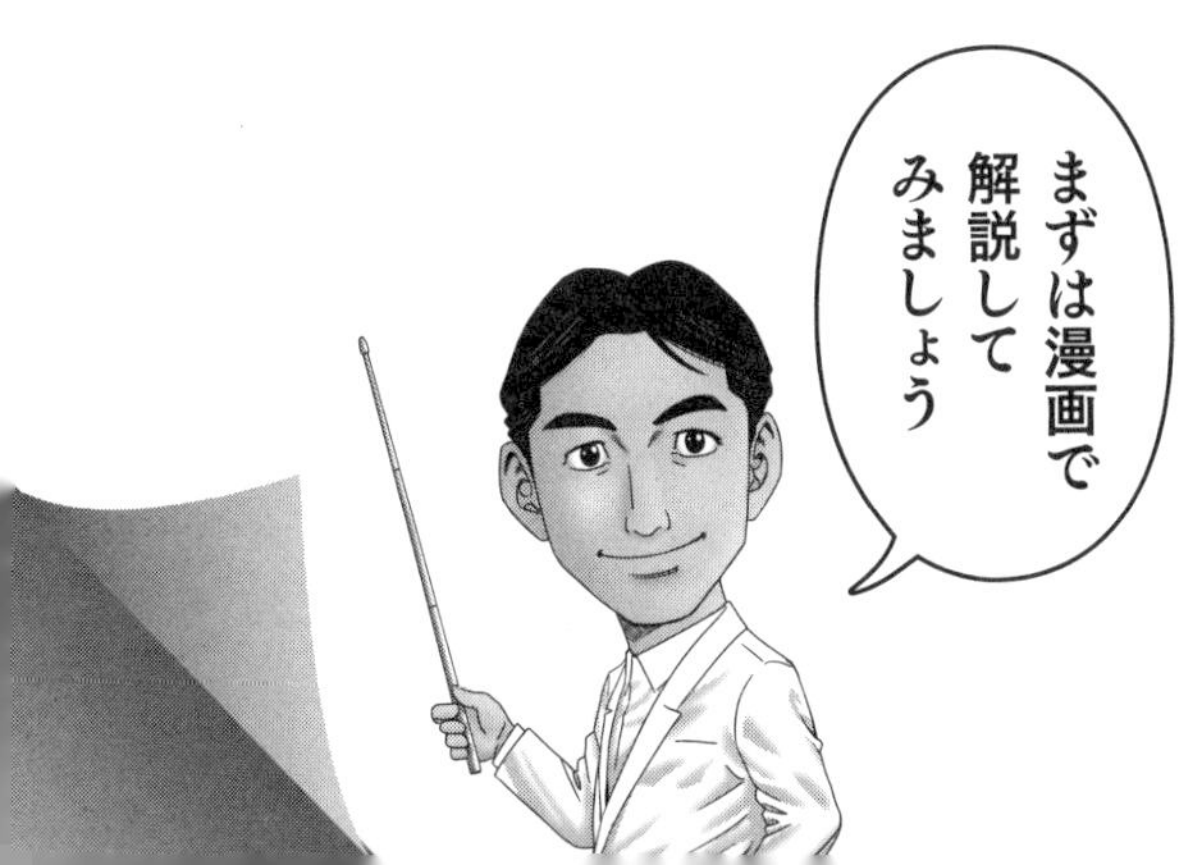

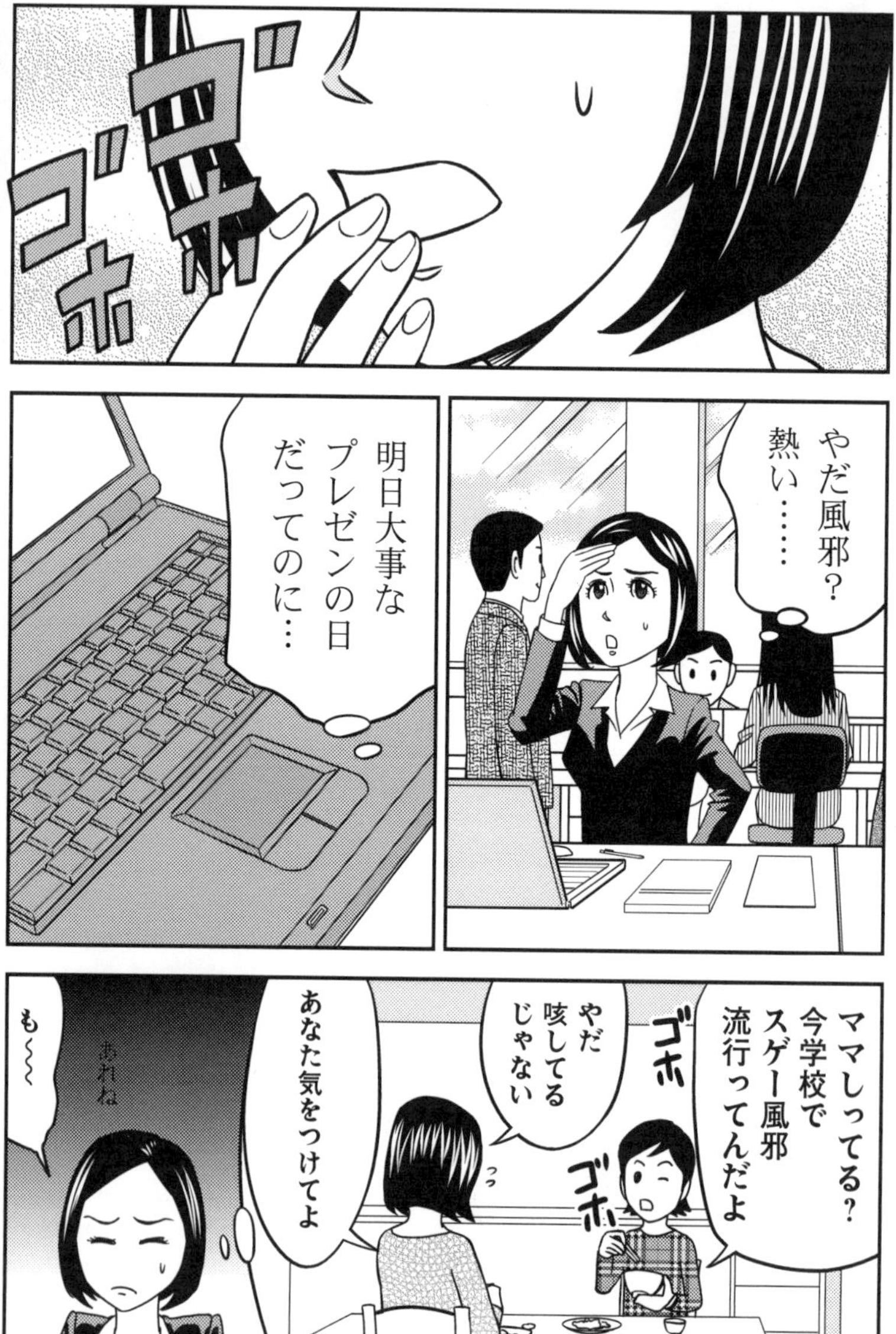
ゴホ
ゴホ
やだ風邪？
熱い……
明日大事な
プレゼンの日
だってのに…
ママしってる？
今学校で
スゲー風邪
流行ってんだよ
ゴホ
ゴホ
やだ
咳してる
じゃない
あなた気をつけてよ
あれね
も〜〜

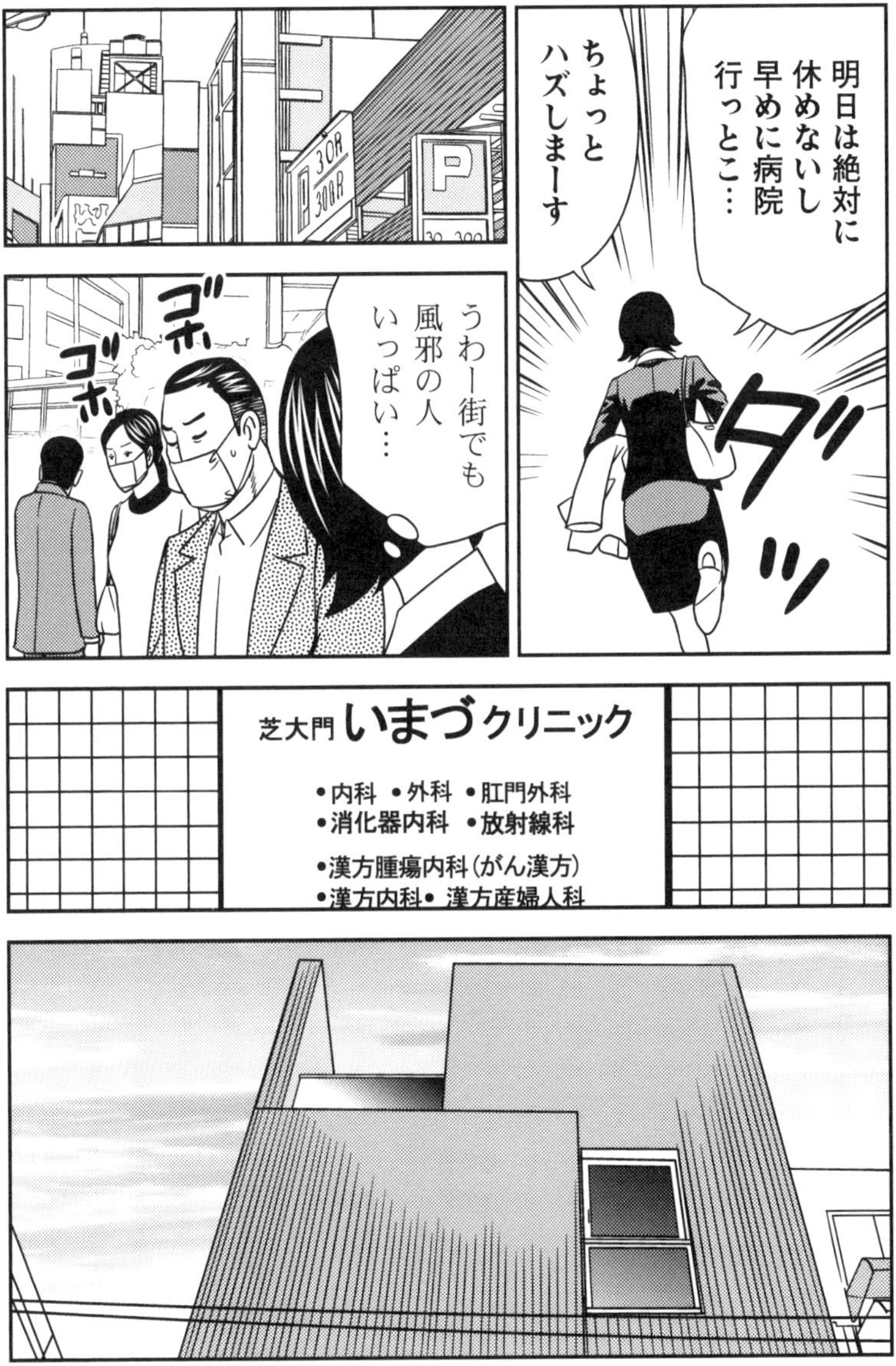
明日は絶対に休めないし早めに病院行っとこ…
ちょっとハズしまーす
タッ
タッ
うわー街でも風邪の人いっぱい…
ゴッ
ホ
ゴ
ホ
30R
300R
P
芝大門 いまづクリニック
•内科 •外科 •肛門外科
•消化器内科 •放射線科
•漢方腫瘍内科（がん漢方）
•漢方内科• 漢方産婦人科

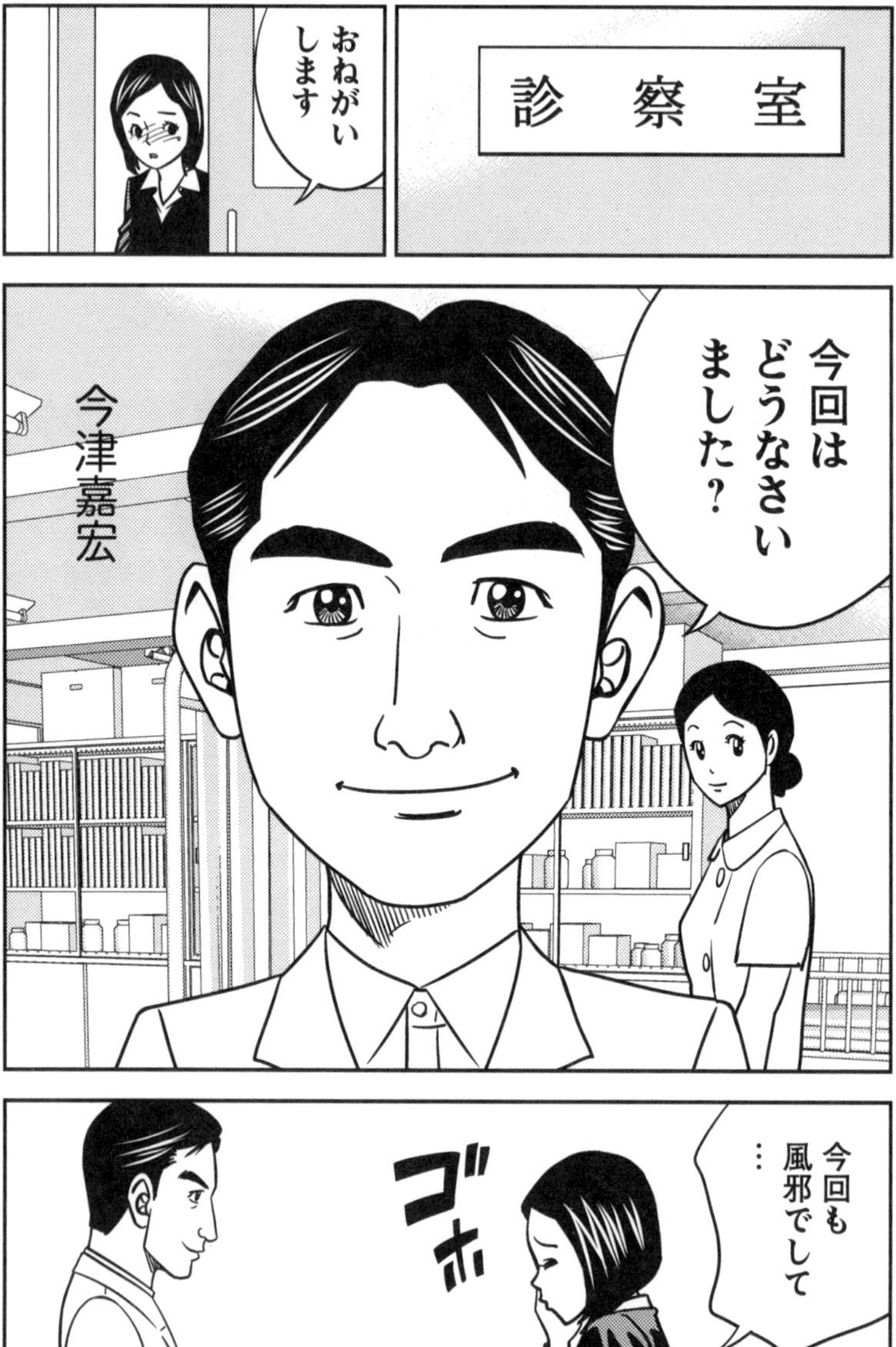
診察室
おねがいします
今回はどうなさいました？
今津嘉宏
今回も風邪でして…
ゴホ

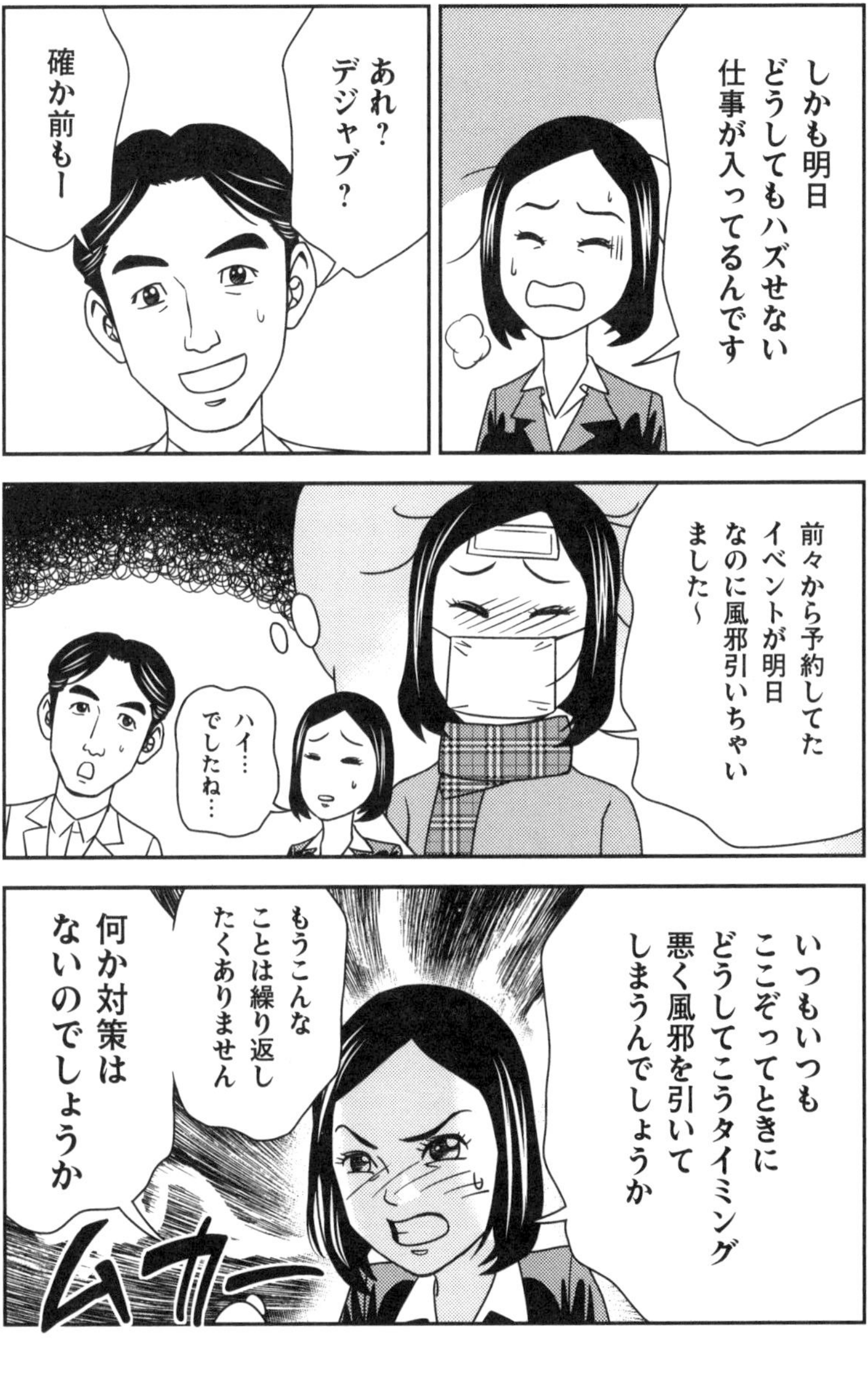
しかも明日どうしてもハズせない仕事が入ってるんです
あれ？デジャブ？
確か前もー
前々から予約してたイベントが明日なのに風邪引いちゃいました～
ハイ…でしたね…
いつもいつもここぞってときにどうしてこうタイミング悪く風邪を引いてしまうんでしょうか
もうこんなことは繰り返したくありません
何か対策はないのでしょうか
ムカー

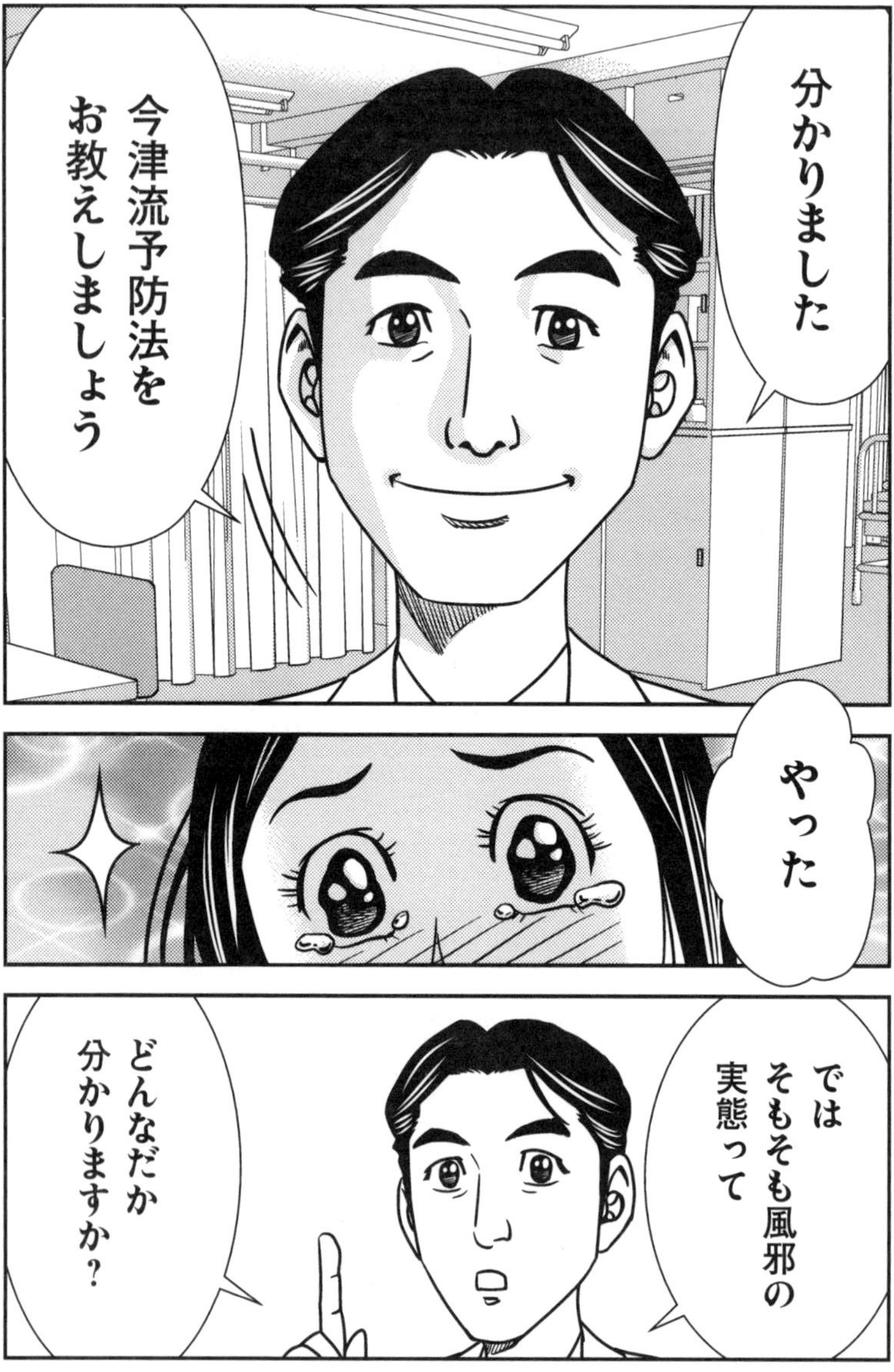
分かりました
今津流予防法をお教えしましょう
やった
ではそもそも風邪の実態って
どんなだか分かりますか？

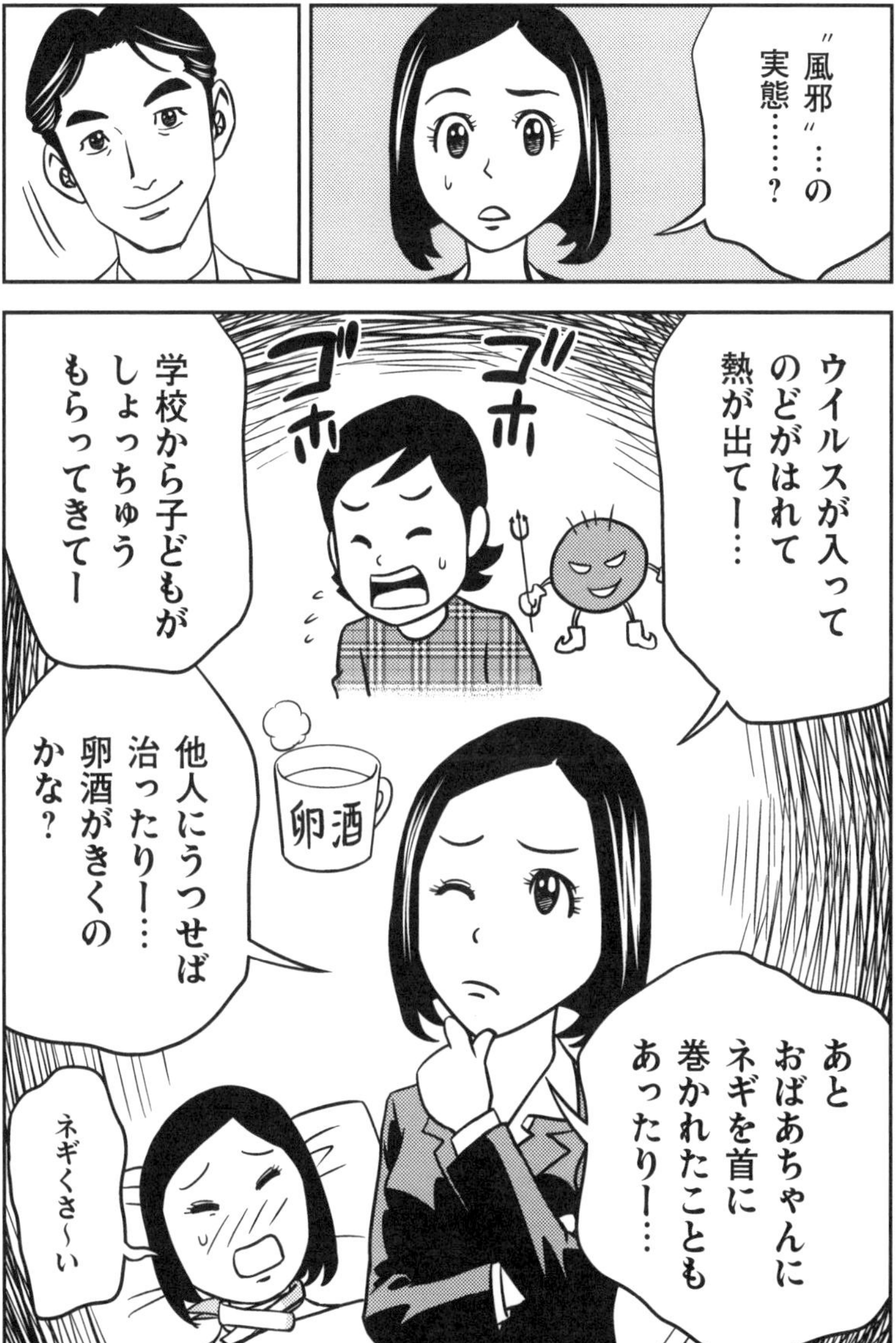
〝風邪〟…の実態……？
ウイルスが入ってのどがはれて熱が出てー…
ゴホ
ゴホ
学校から子どもがしょっちゅうもらってきてー
他人にうつせば治ったりー…卵酒がきくのかな？
卵酒
あとおばあちゃんにネギを首に巻かれたこともあったりー…
ネギくさ〜い

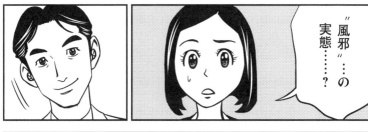

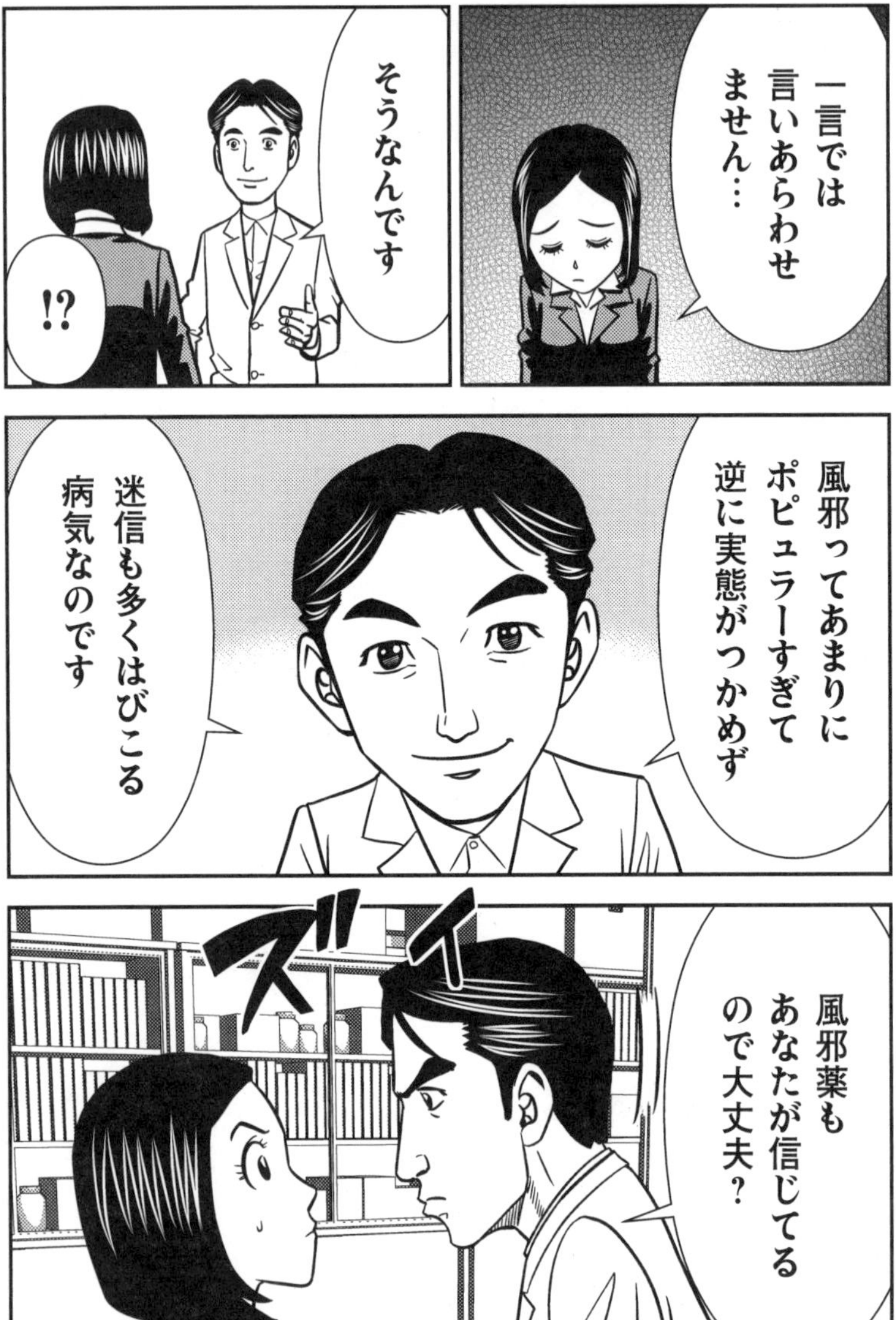
一言では言いあらわせません…
そうなんです
!?
風邪ってあまりにポピュラーすぎて逆に実態がつかめず
迷信も多くはびこる病気なのです
風邪薬もあなたが信じてるので大丈夫？
ズイ

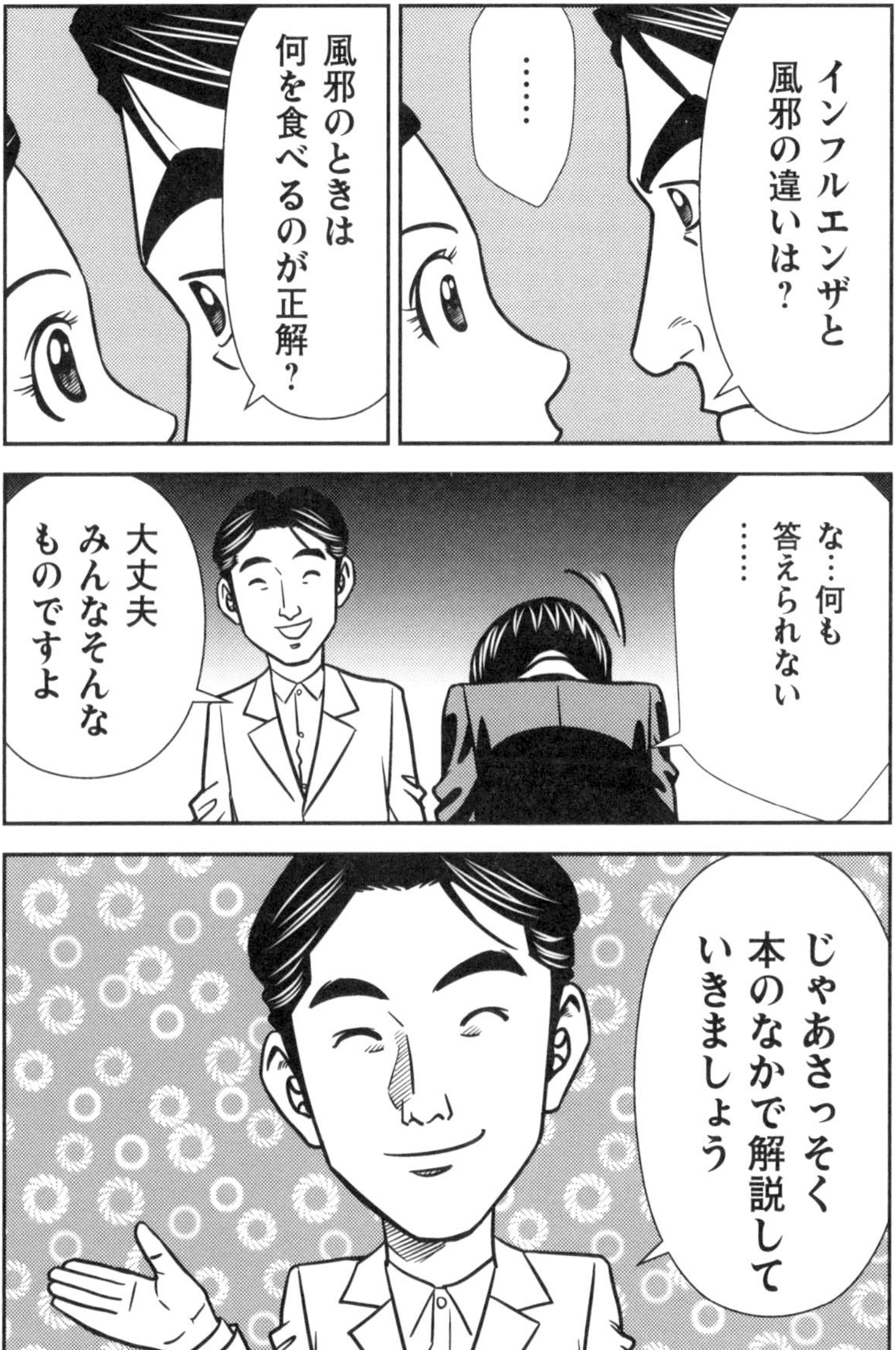
インフルエンザと風邪の違いは？
……
風邪のときは何を食べるのが正解？
な…何も答えられない……
大丈夫みんなそんなものですよ
じゃあさっそく本のなかで解説していきましょう

本書で解説する効果や効能には個人差があります。
また持病がある方は、必ず医師にご相談のうえ、実行してください。

第 1 章 「最強の免疫力」プロジェクト❶

知っているようで知らなかった、風邪の真実

風邪のリスクは一年中。冬だけではありません

今年もそろそろ木枯らしが吹き、街中や通勤電車でマスクをする人が目立つ時期になってきました。学校や会社でも風邪が流行する季節がはじまりますね。みなさんは、風邪予防のために何か対策をされていますか？

古典的な方法としてまず思いつくものといえば、子どもの頃に母親から教えてもらった「うがい」や「手洗い」でしょう。この二つを毎日、帰宅した際の習慣にしている方もいらっしゃるかもしれません。

一般的な対策としては、マスクも重宝しますよね。すっかり市民権を得た立体型のマスクは、年々着実に進化を重ねていますから、最新の商品をチェックして出勤時に欠かさず着ける、という方もおられるのではないでしょうか。

風邪は、幼少の頃から慣れ親しんできた（誰も、親しみたくないとは思いますが…）存在だからこそ、みなさん、冬になれば自然となじみの風邪予防対策を日常に取り入れ

ることができるのです。

そんな、冬の病気としておなじみの風邪ですが、**実は風邪は決して寒い冬だけの病気ではないのです**。実際に、わたしのクリニックにも、風邪の患者さんが1年を通してたくさんお見えになります。空気の乾燥した冬の時期ばかりでなく、蝉が鳴く夏の暑い時期にも、風邪の患者さんは後を絶ちません。

新学期を迎える春にはアデノウイルス、夏にはエンテロウイルス、秋になるとライノウイルス、そして冬には、ご存知、インフルエンザウイルスが猛威を振るいます。つまり、春夏秋冬すべての時期に、そのとき特有の風邪が流行するのです。意外でしたか？きっと、ほかにもみなさんが知らなかった風邪の真実がたくさんあるはずです。

風邪を引かないために、そして風邪を寄せ付けない最強の「免疫力」を身につけるために、まず最初に心に深く刻んでほしい格言は、「敵を知り、己を知れば、百戦危うからず」です。

さあ、さっそく風邪という病気そのものについて、学んでいきましょう。

実は、「風邪」という病気は存在しません

冒頭から、みなさんがおそらく知らなかった真実を申し上げることになるでしょうか。みなさん、「風邪」という言葉を病名として当たり前のように口にされていますが、**実は「風邪」という名前の病気は存在しないんです。**わたしたち医者は、咳やくしゃみ、発熱、鼻水、悪寒、頭痛などの諸症状の総称を便宜上、「風邪」と呼んでいます。つまり、「風邪っぽいいくつかの症状」を「風邪」と呼んでいるに過ぎません。

例えば、咳が何日も続く百日咳は、マイコプラズマ菌という細菌の感染が原因で発症する病です。風邪も同様に、病原体による感染症の一つですが、風邪には、「風邪ウイルス」というウイルスが存在するわけではないのです。

では、どんなウイルスに感染した場合が「風邪」となるのでしょうか？　みなさん疑問に思われるかもしれませんが、その答えを具体的に即答することはできません。なぜなら風邪の原因と言われるウイルスや細菌は、約２００種類も存在するからです。ちな

みに、うち約90％がウイルス、約10％が細菌、と言われています。

風邪の原因となるウイルスには、アデノウイルスやライノウイルス、RSウイルスなどがあります。また、細菌としては、肺炎球菌《きゅうきん》、インフルエンザ菌などがあります。ちなみに、このインフルエンザ菌とはインフルエンザを引き起こすインフルエンザウイルスとはまったくの別物です。こちらは、感染すると中耳炎、副鼻腔炎、気管支炎、肺炎を引き起こす細菌です。

子どもたちの引く風邪は、ウイルスによるものが多いと言われており、特に多いのがRSウイルス感染による風邪です。そして大人は、インフルエンザウイルスが圧倒的に多数で、ほか、アデノウイルスも集団感染を起こす原因ウイルスです（※1　引用元は174〜175ページ参照。以下同じ）。

人類の歴史は、「感染症との戦い」とも言えます。病原体には、さまざまなものがあり、ウイルスや細菌のほか、寄生虫や真菌（カビ）なども病原体の一つです。そして、わたしたちの健康は、それら病原菌によって大きく左右されるのです。だからこそ、それらに感染しない「最強の免疫力」が重要となってくるのですね。

風邪を引くとなぜ熱が出るのか

ひとたび風邪を引くと、まず寒気を感じて、からだが震え、そして高い熱が出ます。その後、汗が出て熱が下がりますよね。

これら一つひとつの症状は、なんとか風邪を治そうとからだが自らがんばっている証拠です。すべてに具体的な理由があるのです。

まずは、発熱からご説明しましょう。

そもそも風邪を引くと、なぜ熱が出てしまうのか？　それは、**からだの免疫をパワーアップさせるためなのです**。

まずウイルスがからだに侵入すると、白血球がウイルスを食べ、情報伝達タンパク質サイトカインを放出します。それが血流に乗って脳へ届くと、脳は、体温を上げようとします。その理由は、免疫をパワーアップさせて白血球の働きを活発化するため。そして、ウイルスの繁殖を抑えるためです。

ちなみに体温が38・5℃まで上昇すると、ウイルスは死滅しますが、上がりすぎた場合、脳や神経に異常をきたすことがあります。熱が出て痙攣《けいれん》を起こしたり、朦朧《もうろう》としたりするのは、このためです。上がりすぎた熱は、解熱剤などで下げたほうが良い場合がありますので、注意が必要です。

熱が出る前に寒気を感じる仕組みは、こうです。まず、脳が熱を出して体温を上げようとからだに命令をします。すると、からだは皮膚から熱が逃げるのを抑えるため、皮膚の血管を収縮させ、汗腺《かんせん》を閉じます。この状態は、冬の寒いときと同じですから、からだは寒いと勘違いをして、ブルブルと震え、寒気が走るわけです。

つまり実際の体温と、脳が設定して命令した体温の間に差が生じて、寒気を感じるという仕組みなのです。ブルブルとからだが震えるのは、筋肉をふるえさせて熱を発生させるためです。

発熱が功を奏してウイルスを無事やっつけられたら、今度は脳が体温を平熱に戻そうとします。熱を下げるには、今度は皮膚の血管を拡張させて汗腺を開きます。すると、皮膚からは汗が出はじめるというわけです。

汗が出るのは体温を下げる働き。つまり、「汗が出るのは、風邪が治りかけている証拠」と言うことができるでしょう。

ただし、発熱が風邪からの回復において大きな役割を果たすとはいえ、それぞれの役割を持って社会生活を送るみなさんのこと、大事な会議や受験などで「今日は、どうしても熱を下げたい」という日もあるかもしれません。

そんなときは、解熱剤を使って一時的に熱を抑えるという選択をしてください。

また、あまりに熱が高くてよく眠れないときに、症状を和らげるのに用いても良いでしょう。

睡眠でからだを休めなくては風邪からの回復もままなりませんからね。

風邪は引くごとに、引きにくくなる

小さな子どもから、お年寄りまで、人はみな風邪を引きます（なかには、一度も風邪を引いたことがない、と豪語する強者もいらっしゃいますが）。『かぜの科学　もっとも身近な病の生態』（ジェニファー・アッカーマン著、鍛原多恵子訳／早川書房）によると、人が一生で引く風邪の回数は、平均２００回とのことです。

実は、人が風邪を引くと、そのからだにはちゃんとそのウイルスや細菌の免疫ができるのです。しかも、人の免疫は、一度覚えると決して忘れることがありませんので、何年、何十年経っても、**一度経験した風邪を再び引くことはありません**。しかし、風邪の原因は前述の通り非常に多く、特に小さな子どもにとっては、毎日が、風邪との戦いです。それでも年を重ねるごとに、いくつもの免疫を手に入れ、だんだんと風邪を引きにくくなるわけですから、年を取ることも決して悪いことばかりではないですね。

では、風邪についてよく聞かれる質問にお答えしていきましょう。

Q くしゃみ、鼻水、鼻づまり…それぞれイコール風邪、でOK?

A ちょっと待って。かならずしも風邪とは限りません。

くしゃみ、鼻水、鼻づまり…誰もが思い浮かべる風邪の代表的な症状ですが、それがあったからといって、即、風邪と決めつけるのは少々早とちりです。

まず、くしゃみについて、風邪薬のCMの影響でしょうか、「風邪はくしゃみからはじまる」と考えている方は多いと思いますが、これは風邪特有の症状ではありません。鼻をこちょこちょくすぐられると、くしゃみをしてしまうように、基本的には鼻の知覚神経が刺激されて、くしゃみ中枢に伝わり、くしゃみが誘発されると考えられています。ですから、くしゃみは、花粉症や副鼻腔炎にかかった方の症状でもあるのです。

また鼻水は、鼻の粘膜の炎症によって起こる症状ですから、ウイルスや細菌など風邪の原因が鼻粘膜を刺激することで鼻水が出てしまうように、花粉が鼻の粘膜に付着して炎症を起こせば、同じように鼻水が止まらなくなるわけです。ちなみに、このとき起こる反応には、体内物質ヒスタミンやロイコトリエン、トロンボキサンなどが関係すると考えられています。

そういうわけで、鼻づまりも同様です。鼻づまりとは、鼻の粘膜に炎症が起こることで粘膜がむくんだ結果、通気性が悪くなった状態のこと。風邪を引き起こす細菌やウイルスによる刺激はもちろん、花粉が付着したことで起こる炎症、さらには鼻中隔湾曲症や鼻茸《はなたけ》（鼻ポリープ）、アデノイド（鼻とのどの間にあるリンパ組織、咽頭扁桃が大きくなった状態）なども鼻づまりの原因になります。

何らかの症状があったときに、風邪だと判断する際の目安は、「鼻、のどの症状が急に起こる」、「まわりに同じような症状の人がいる」、「自然に治る」などの症状です。花粉症（アレルギー性鼻炎）は、春のスギやヒノキの時期以外に、秋のイネなどでも起こります。ハウスダストやダニなどで引き起こされるアレルギーもあり、悩まれる方は一度アレルギー検査を受けてみるのもいいかもしれません。

Q 鼻水は、何からできているの？

A 血液からできています。

人前で、鼻水がたれていると、情けないような、悲しいような気分になります。我が子が「ハナタレ」と呼ばれるのも、あまり歓迎されないものですよね。このいかんともしがたい鼻水は、いったい何からできているのでしょうか。

花粉症の方なら、ご経験ありかと思いますが、ひとたび花粉を吸い込むと瞬時に鼻のなかが熱くなり、水道の蛇口をひねったように、ポタポタと鼻水が流れ出てきます。

この場合の原因は花粉ですが、風邪のウイルスや細菌が侵入したときも同じメカニズムが発動します。外から入ってきた病原体や異物の刺激で鼻の粘膜に炎症が起き、炎症によって鼻の粘膜の下にある血管から血漿《けっしょう》が漏れ出てきます。これが、粘液腺から分泌され、鼻水になるのです。

とめどもなく流れ出る鼻水は、1日にどのくらい作られているか、ご存知ですか？

答えは、1～2リットルです。鼻の奥に鼻水を貯めておくタンクのようなものがあると信じている方も多いのですが、実際にはタンクは存在しません。

鼻のなかの構造は、まるで洞窟のようになっています。どうしてこのような構造になっているかというと、鼻から入った空気を効率よく加湿して、肺へ送り込むためです。どんなに乾燥した空気であっても、鼻から吸い込まれると、この洞窟を通過する間に加湿され、十分に潤いを持った空気になってから、肺へと送り込まれるようになっています。

ときに、鼻水が止まらないからといってティッシュペーパーで鼻栓をしてしまう人もいますが、鼻水は、鼻やのどなどの粘膜が乾燥するのを防いでくれますし、気道の病原体や異物を取り除いてくれる大切な用心棒です。

からだにとって欠かせない存在ですから、邪険にすることなく大事に扱ってあげてくださいね。

Q 風邪を長引かせないためには、どうしたらいいですか？

A 二次感染が起こるのを防ぐことです。

数日ですぐに完治してしまう風邪もあれば、しつこく長引いて、いつまで経っても治らない風邪もあります。その違いはなんでしょうか？

長引く風邪、その原因は「二次感染」です。

二次感染とは、風邪を引き起こした最初の原因に続いて、さらに二つめの感染症にかかってしまうことを言います。

例えば、最初はウイルス感染が原因で鼻水が出たり熱が上がったりして、その後、新たな細菌にも感染してしまい、咳が出て痰が増え、なかなか熱が下がらなくなってしまうという状況です。

そのとき原因となる細菌は、1位がインフルエンザ菌、2位が肺炎球菌、3位がブランハメラ（モラクセラ・カタラーリス）です（※2）。これら3つの細菌は、のどや気管、肺などの呼吸器に感染しやすいため、風邪のときに二次感染の原因となりやすいのです。そして、風邪を引いた人の約20％は、非常に早い段階で二次感染を起こしてしまうことが分かっています（※3）。

毎年、冬になるとかならず長引く風邪を引いてしまう、という方もおられるでしょう。そんな方にこそ、本書を参考に「最強の免疫力」を手に入れてほしいのですが、そもそもなぜ冬に風邪が流行りやすいのかというと、空気が乾燥しているせいなのです。

湿度が低いと、咳やくしゃみによって放出されたウイルスの水分がより蒸発します。すると軽くなったウイルスは、空気中を長く漂うことになるのです。その時間は30分にもなると言われます。ゆえに、冬になると空気中に漂うウイルスを吸い込みやすく、風邪が流行りやすいというわけです。

ちなみに、1回のくしゃみで飛び散るウイルスの数は、約100万個…風邪の人がまわりに増えてくる季節、自分の身は自分で守る対策が必要なのをお分かりいただけるでしょうか。

インフルエンザはいつもの風邪とどう違う？

みなさんが「風邪」と呼ぶ病気、正式名称「感冒症候群」は、鼻水、鼻づまり、咳、くしゃみなどの感冒症状がいくつも集まったものですが、毎冬猛威を振るう憎きインフルエンザも、その風邪の一つと言っていいでしょう。

名前の由来は、1358年頃のイタリアで占星家《せんせいか》が、星や寒気の影響で周期的に流行する病気として、「影響＝influence」と名付けたという説があります（※4）。

インフルエンザの潜伏期間は通常2〜5日ぐらいで、突然の発熱で発症することが多く、発熱のほか、全身倦怠《けんたい》感、腰痛、関節痛の全身症状と鼻汁、咳、咽頭痛などの気道症状、食欲不振、嘔吐、腹痛、下痢などの消化器症状を示すことがあり、通常1週間で軽快します。

よく間違われる、まったく別の病原体に前述のインフルエンザ菌があります。こちらは細菌の一種で、1982年に北里柴三郎博士が発見したことで有名ですね。一方のインフルエンザウイルスは、細菌ではなくウイルスの一種です。これは1933年にスミス、アンドリュー、ライドロウらによって発見されました（このときの種類はA型インフルエンザウイルス）。

ウイルスと細菌の違いは、その大きさを比較するとはっきりします。インフルエンザウイルスは、大きさが0・1ナノメートル（1ミリの100万分の1）なのに対して、細菌は、1〜5マイクロメートル（1ミリの1000分の1）です。ウイルスを蟻《あり》に例えるならば、細菌はシロナガスクジラほどの大きさと言えるのです。

また異なるのは、その増え方です。細菌は栄養や温度、湿度などの条件がそろえば、自分の力で増えることができますが、ウイルスは生きた細胞に寄生（感染）せずには、自力で増えることができないのです。だからインフルエンザウイルスは人に感染することで広がっていくのですね。

ちなみにインフルエンザは、平安時代や鎌倉時代にも流行したと推測される興味深い記録が残っています。例えば『増鏡（ますかがみ）』（南北朝時代）には、鎌倉時代末期、後醍醐天皇の1329年に「しはぶき（咳逆。風邪のこと）やみはやりて、人多くうせたまう」と書かれています（※5）。1000年余り前からその猛威を振るっていたとは驚きですね。

＊子どもとインフルエンザ

インフルエンザは特にお年寄り、そして小さな子どもが気をつけるべき病気であることはみなさんご存知かと思います。

幼児がインフルエンザに感染すると、前述の症状に加えて中耳炎や発疹、熱性けいれん等の合併症が多く見られ、また乳幼児では発熱とともにぐったりして元気がなくなり、いったん解熱しても再度発熱する二峰性の発熱を示すことが多いのです。

保育園や幼稚園、小学校などでは、インフルエンザの集団感染が問題となりますね。わたしも港区立芝公園保育園医をやらせていただいておりますので、インフルエンザが流行する時期には、保護者を対象とした勉強会を開催して、予防をしています。

集団感染を防ぐためには、①潜伏期間が2~5日、②症状がなくても5日間はウイルスが残っている（※6）、ということを覚えておきましょう。つまり、1人の子どもがインフルエンザにかかったと分かったら、すでに周囲には潜伏期間に入っている子どもがいると考える必要があるのです。

日本小児科学会によると、おなじみの抗インフルエンザ治療薬「タミフル」は、早期に使うと、重症化を予防するとされています。しかし、たとえそれが効いて症状がなくなったとしても、その子どもにはまだインフルエンザウイルスが残っているため、ほかの子どもにうつす危険性があることを覚えておかなければなりません。特に幼児の場合は、生まれて初めてインフルエンザに感染した可能性が高く、ウイルスがからだに残っている時期が長いと考えられています（※7）。

親としては、元気になった子どもを見ると、早く保育園や幼稚園で友達と遊ばせてあげたくなるものです。

しかし、見た目が元気でも、友達にうつしてしまう危険性があるのです。そのことを親としてしっかりと覚えておきましょう。では、いったい何日休めばいいのか、詳しくは次のページで説明していきますね。

Q インフルエンザにかかったら、何日、休めばいいの？

A 発症後5日を経過し、かつ、解熱した後2日（幼児は3日）を経過するまで

毎年、インフルエンザの流行時期になると学級閉鎖のニュースが流れるように、インフルエンザは周囲への感染力が強く、クラスメイトや同僚にうつさないよう自ら周囲との接触を避けるべき病気です。

では、何日休めばよいのか。その日数について、学校保健安全法（昭和33年法律第56号）では「発症した後5日を経過し、かつ、解熱した後2日（幼児にあっては、3日）を経過するまで」をインフルエンザによる出席停止期間としています。

まず、「発症した後5日を経過」は、症状が出た日の翌日を1日目として数えます。例えば、水曜日に発症した場合は、翌日の木曜日が1日目になりますので、「発症した後5日を経過」し、登校・登園できるようになるのは、翌週の火曜日になります。

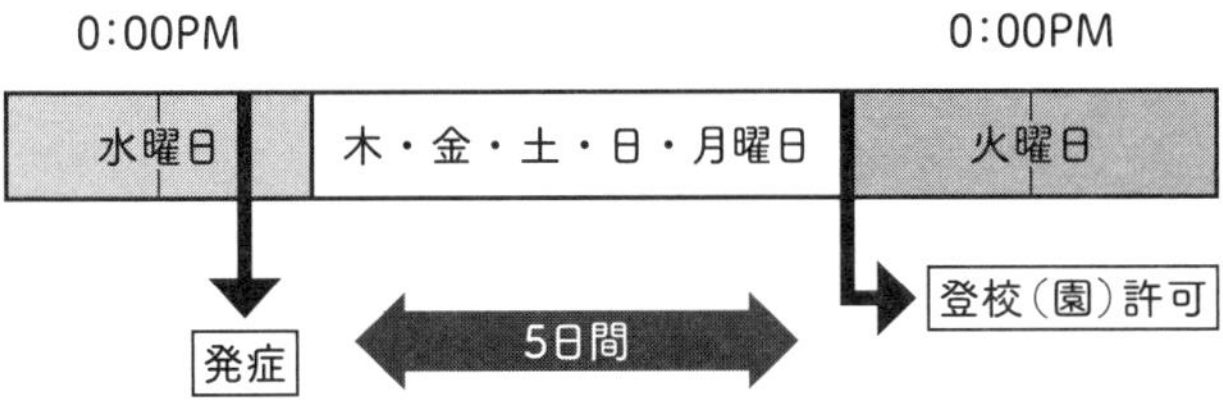

例）発症した後5日を経過した場合の登校（園）許可の日。ただし、解熱した後2日（幼児にあっては3日）を経過したものとする（※8）。

もう一つ大切なのは、「解熱した後2日（幼児にあっては、3日）を経過」していること。症状により学校医、またはその他の医師が感染のおそれがないと認めた場合には、登校・登園できることになっています。

最近は、抗ウイルス薬による治療が広がり、症状が1〜2日で良くなってしまうため、5日間の自宅休養をせずに登校してしまう子どもや出勤してしまう会社員が、集団感染の原因になることがあります。もし抗ウイルス薬で症状が回復しても、「解熱した後2日（幼児にあっては、3日）を経過」していることを守るようにしましょう。

感染力の強いインフルエンザにかかったら、自分のためにもまわりのためにも、しっかり自宅で休養をとりましょう。

結局、インフルエンザには何種類あるのか

毎年、その冬に流行するインフルエンザの種類が予想されますが、このウイルスには、いったい何種類存在するのか、ご存知ですか？

答えは、大きく分類すると、A型、B型、C型の3種類があります。毎年流行するのは、A型とB型のインフルエンザです。そして、C型のインフルエンザは一生に一度かかる、と言われています。

A型は、秋から冬にかけて流行することが多く、症状も強いため爆発的に広がることがあり、パンデミック（世界的に流行する感染症のこと）の原因となることがあります。

そして、B型は、冬から春にかけて流行ることが多く、A型に比べると症状が穏やかなのが特徴です。よく、1年に2回インフルエンザにかかった、という話を聞きますが、それはA型とB型の両方にかかってしまうためなのです。

ほかによく聞く分類としては、「香港型」や「ソ連型」などがありますよね。20世紀

に世界的に流行した風邪、「スペイン風邪」、「アジア風邪」、「香港風邪」、「ソ連風邪」は、すべてA型インフルエンザウイルスによるパンデミックでした。

なぜA型はこんなに多くの種類があるのでしょうか。その理由は少し難しい話になりますが、ウイルスの性質に関係があるのです。A型ウイルスの体の表面にはHA（赤血球凝集素）とNA（ノイラミダーゼ）の二つの出っ張りのようなマークがあり、その種類は現在分かっているところによると、HAが16種類、NAは9種類あります。つまり、A型の種類は、この二つのマークの組合せの数だけ存在するということです。

ちなみに、「スペイン風邪」はA／H1 N1亜型（1917〜19年）、「アジア風邪」はA／H2 N2亜型（1958〜59年）、「香港風邪」はA／H3 N2亜型（1969〜70年）という具合で、すべて異なるのがお分かりいただけるでしょうか。

＊ワクチンで防ぐことができるインフルエンザは？

毎年、WHO（世界保健機関）では世界から収集したインフルエンザの流行情報から、次のシーズンの流行を予想しています。そして我が国では、毎年インフルエンザシーズンの終わり頃に、それらWHOからの情報と日本国内の流行情報に基づいて、次のシーズンにむけて製造するべきワクチンの数量や種類を決めます。**わたしたちが毎年ワクチンを打つ必要があるのは、毎年、インフルエンザは形を変えてやってくるため。**前の年のワクチンが効かないせいなのです。

ワクチンを接種すると、何種類のインフルエンザウイルスを予防できるのでしょうか？　答えは、A／ソ連（H1N1）、A／香港（H3N2）、A／2009年（H1N1 pandemic）、B型の4種類が基本となります。

2015／2016年のインフルエンザワクチンから、「4価ワクチン」になった、という話を聞かれた方もいらっしゃるでしょう。

従来は、3価ワクチンだったところに、A／2009年（H1N1 pandemic）が加わったのです。どこの医療機関でも、日本国内であれば、すべて4価ワクチンですので、ご安心ください。

ちなみに、日本では、予防接種法により65歳以上であれば、安価にワクチン接種を受けることができます。

これは、高齢者はインフルエンザに感染した場合、肺炎や脳症などで死亡する危険性が高いためです。特に60歳以上で病気を患《わずら》っている方は、積極的にワクチン接種をすることがすすめられています。

海外との流通が盛んになった現代では、従来日本にはない感染症が流行ることがあります。例えば、デング熱やジカ熱などが話題になったことは記憶に新しいですよね。そして、今後もさまざまな感染症から身を守る必要があります。

どんな感染症も、命の危険があることを忘れてはいけません。**予防手段があるのならば、積極的に受けておくべきだとわたしは思っています。**

だからこそ、インターネットやテレビで話題になる「インフルエンザワクチンは意味がない」いう意見は、わたしの耳には無責任な意見としか、聞こえないのです。

匿名や無記名で「インフルエンザワクチンは意味がない」と言っているあなたにとっての最愛の人が、もしもインフルエンザで帰らぬ人になったとしたら、あなたはその責任を取れるのでしょうか。

Q インフルエンザワクチンって どうしても打たないとダメですか?

A 自分とまわりの健康を守るための最良の手段です。

テレビやインターネットなどで、ワクチン接種の賛否について、いろいろと意見があるようなので迷ってしまうかもしれませんね。そんなときは、色眼鏡をはずして考えてみると、インフルエンザの恐ろしさがよく分かります。インフルエンザの致死率は、0・05%(※9)。特に、小さな子どもやお年寄りがかかると、肺炎や急性脳症などの重篤な合併症を起こすことがあります。

ワクチンを接種すると、65歳以上の健康な方の場合、感染を45%防ぎ、その効果は、インフルエンザによる死亡を約80%防ぐ効果があります(※10)。さらに、1970年の研究によると、元気な高校生の感染防止効果は、80%でした(※11)。

ですので、どうしても注射は恐くてダメ、という方以外は、自分の健康を守るためにも、まわりの人に広めないためにも、ワクチンの接種をおすすめします。

ただ、インフルエンザワクチンは鶏卵で作られているためタマゴアレルギーの方は心配に思われるかもしれませんね。確かにインフルエンザワクチンは、発育鶏卵の尿膜腔で増殖したインフルエンザウイルスを原材料として製造していますので、ごく微量の鶏卵由来成分が残っている場合があります。これによるアレルギー症状がまれに起こることもあります（※12）。

ちなみに、海外では鶏卵を使わない遺伝子組み換えワクチンがあり、アメリカのFDA（アメリカ食品医薬品局）は、このワクチン「Flublok®」を2013年に、18歳から49歳への使用を許可しました（※13）。日本では、16年夏から、試験製造が開始されていますが（※14）、厚生労働省の承認は、まだまだのようです。

インフルエンザを予防する最も確実な方法は、インフルエンザワクチンを接種することです。ですので、タマゴアレルギーを持っている人はインフルエンザにかかった場合のリスクと、ワクチン接種に伴う副反応とのバランスを考えましょう。自分だけで判断できない場合は、かかりつけの医師と相談してみましょう。

Q インフルエンザワクチンは、受けた翌日から即効果あり?

A いいえ、免疫ができるには2週間必要です。

実は、インフルエンザワクチンは接種してすぐにインフルエンザウイルスに対する免疫ができるわけではありません。その間、2週間が必要なのです。ですので、A型インフルエンザの流行がはじまる11月上旬に合わせて予防を考えるのであれば、10月の終わりにはワクチンを接種しておく必要があります。

「あまり、早く予防接種を受けてしまうと、効果が切れてしまうのでは?」とおっしゃる方もおられますね。これは、厚生労働省のホームページに効果の持続する期間が「5ヶ月程度」と書かれているため。理論的に言えば、一度、覚えた免疫は忘れないはずですが、それでもこうした記述があるのは、免疫を活性化するために刺激を必要とするためです。

特に、厚生労働省では、13歳未満と高齢者で重篤な病気を患っている方には、2回の接種をすすめています。

これは、「ワクチンブースト効果」と呼ばれるもので、1回目のワクチン接種で免疫ができ、2回目のワクチン接種で、免疫がさらに増強されることを言います。このワクチンブースト効果の素晴らしいことは、1回のワクチン接種の予防効果が、64%であるのに対し、2回だと94%になることです（※15）。

では、どの程度の期間を置くのが適切なのでしょうか。これは、原則として13歳以上では1〜4週間、13歳未満では2〜4週間です。ワクチンを接種すると1〜2週間経って抗体が上昇しはじめ、接種1ヶ月後までにはピークに達し、3〜4ヶ月後には徐々に低下の傾向を示します。

したがって、ワクチンの効果が期待できるのは接種後2週から3〜6ヶ月まで、と言われているのです。

もし、受験生のみなさんがインフルエンザを予防しようと考えたときは、10月の終わりに1回目のワクチン接種を受け、12月までに2目のワクチン接種を受けるのがおすすめですよ。

コラム 風邪にまつわる「ことわざ」って本当？

＊「風邪は万病の元」

このことわざは、漢方医学でいう「風為百病之長（風邪は多くの病気の原因である）」から由来します。

そもそも、漢方医学では病気の原因として、風邪、寒邪、暑邪、湿邪、燥邪、火邪（熱邪）の6つが挙げられます。

これら6つは、それぞれ単独で病気として起こる場合もありますが、複数が連動して起こる場合もあるとされています（※16）。

では、風邪の原因は？　言葉を見ればお分かりですね。

そうです、風邪は6つのうちの一つ、「風邪（ふうじゃ）」が原因だと考えられていたわけです。

今の時代のように、風邪の原因がウイルスや細菌だと分からなかった先人たちは、宇宙の神秘や自然の流れから、さまざまな理論を構築していきました。

風邪（ふうじゃ）という考え方も、目に見えない邪気（わるもの）が引き起こす病気として考えている点など、電子顕微鏡でしか見られない病原体のことを言い当てているようで、感動的ですね。

漢方医学を語る上で、もう一つ、欠かすことのできないものがあります。

それは、「気（き）」という概念です。

わたしたちは、生きるために空気、酸素を必要とし、海のなかでは呼吸できません。

昔の人はその目に見えない空気を「気」と、とらえていました。

位が高い人の診察は、医師であってもからだに触れることができなかった時代で、生死の確認さえも脈を診ることができませんでした。そんなときは、鼻の上に糸を吊るし、動かなくなっていたら、亡くなられた、と診断したそうです。

つまり、人が死に至ると、その人のからだにある「気」が消えてしまうのです。

人間にとっての「気」とは、肉体的、精神的な力や、消化・吸収など食事に関係した力の総称と言えるでしょう。

「気」が、足りなくなると、風邪を引きやすくなってしまいます。

ですから、わたしたちは日常生活のなかで「気」を増やすように気をつけなくてはいけません。

ちなみに、「気」が不足した状態を「気虚（ききょ）」といいます。「気虚」とは、

①精神的に疲れていて気力がないとき
②肉体的に疲れていて元気がないとき
③胃腸の調子が悪く、食欲がないとき

を指します（※17）。

「気虚」のときは、リラックスすることを心がけ、体の疲労を取るために休息を取り、胃腸を整えるため食事に気をつける必要があります。

「気虚」にならないように心がけることは、風邪予防に、そして最強の免疫力に

もつながるのです。

＊「馬鹿は風邪を引かない」・「夏風邪は馬鹿が引く」

実は、これら二つのことわざを、間違った意味でとらえている方が多いようです。

きっとみなさんが思われているであろう意味はこうではないですか。

・馬鹿な人は風邪にかからない
・夏風邪は馬鹿な人がかかるもの

いかがでしょうか？　実際はこの意味は間違っているのです。

正しくは、「愚鈍な人は、病気に気付かない」、「愚鈍な人は、冬にかかった風邪に夏になってやっと気付く」、です。ご存知でしたか？

似たことわざで、「夏の風邪は犬も引かぬ」というものもありますが、これは「暑い夏に風邪を引くのは、ばかばかしいことだ」という意味です。

そもそも馬鹿とは、梵語で愚か者の意味を持つ「モハ（慕何）」や、無智の意ていいます。

味の「マハルカ（摩訶羅）」に、「馬鹿」という漢字を当てたものだろうと言われています。

「馬鹿は風邪を引かない」は、「阿呆は風邪引かぬ」よりも一般的ですよね。

ちなみに、関東と関西では、馬鹿と阿呆を使う割合が違うことをご存知ですか。

また、わたしの生まれ育った愛知県では、「たわけ」と言いますし、石川県では「だら」と言うそうです。

それぞれの県民性で言葉の持つニュアンスが異なるのでしょう。おもしろいですね。

さて、ことわざ本来の意味は異なるとはいえ、みなさんの多くがきっと思い込んでいただろうほうの意味、「馬鹿は風邪を引かない」は本当でしょうか。

それを考えるにあたって、まず、馬鹿という言葉はいろいろな意味に言い換えることができます。

例えば、すべてのことを楽観的にとらえ、ストレスの少ない生活を送っていることを、あえて「馬鹿」と称した場合。

比較すると、楽観的であればあるほど、風邪にかかりにくくなるという報告があります（※18）。

さらに、具体的に収入や学歴など社会的地位で比較してみた場合、収入や学歴が高くなるにつれ、風邪にかかりにくくなるという報告がありました（※19）。

そう考えてみると、つまり風邪を引きやすいか否かは、メンタルの安定具合に左右される、ということかもしれませんね。

＊「冬至の日にカボチャを食べると風邪引かない」

昔から、「冬至唐茄子」といって、カボチャを食べると風邪を引かないという言い伝えがあります。

冬至は、毎年12月22～24日頃に訪れ、1年の間で最も昼が短く、最も夜が長い日になります。この日には、柚子湯に入ったり、夏に収穫して大切に保存しておいたカボチャを食料が少ない冬にありがたくいただく、という習慣ができたと言われています。

カボチャは、瓜科カボチャ属の総称で、カロテンやビタミンを豊富に含む緑黄色野菜です。100gあたりのカロリーは49kcalで、ほとんどが水分（※20）。カボチャは冬の時期まで保存すると、甘みが増すのです。

カボチャに含まれるカロテンはニンジンやミカンにも含まれる橙色の色素で、体内でビタミンAに変換されるプロビタミンAと呼ばれる物質です。

カロテンには、α-カロテンとβ-カロテンがありますが、みなさんもご存知のβ-カロテンは、ビタミンAの作用として、上皮、器官、臓器の成長や分化を促します。

ただし、食材として適量を食べる場合は安全ですが、サプリメントなどで1日に300mg以上を摂取した場合は柑皮症（肌が黄色になること）になるおそれがあります。

また、妊婦の方が過剰摂取した場合は危険性が示されていますのでご注意ください（※21）。

また、その効能としては「活性酸素を消去する」「がんを予防する」「LDLコレステロールを低下させる」などと言われていますが、科学的には証明されていません。逆に喫煙者が連続してβ-カロテンを1日20~30mg内服すると、肺がんの危険性が20~30%高くなることが分かっています(※22)。

ちなみに、カボチャの可食部100gあたりに含まれるβ-カロテンは約4mgですので、通常の食事で適量を食べる分には心配することはないでしょう。

＊「風邪を人にうつすと治る」

感心できる考え方ではないのですが、よく風邪を人にうつせば治る、と言われることがあります。

しかし、これを正しく説明すると、こうです。

「風邪は人にうつった頃には、治っている」

インフルエンザを例に考えてみましょう。

潜伏期間が2~5日、発熱などの症状がはじまってから治るまでに約1週間。

つまり、熱が出て体調が悪くなったときに自分以外の人へウイルスを感染させると、自分の症状が治まる5〜6日目頃に、ちょうど潜伏期間を過ぎた周囲の人たちが風邪を発症するため、風邪をうつすと治る、と考えられたのでしょう。

風邪は決して、他人へうつすことで治るものではありませんので、誤解のないようにしてくださいね。

風邪が治る仕組みは、26ページでご説明した通りです。

寒気も発熱もその後の発汗もできるだけ効率よく短時間で外敵に打ち勝つ＝風邪を治す状況を作り出そうとした結果で、それは自分自身の免疫の働きそのものです。

だからこそ、やっぱり大切なのは日頃から免疫が働きやすい環境を整えておくことでしょう。そうすれば風邪を引いても軽く済ませることができますし、重症化させることもありません。

「最強の免疫力」を身につければ、肉体的にも精神的にも、安定している状態になると言えるのです。

第2章「最強の免疫力」プロジェクト②

風邪を徹底的に予防する、簡単な方法

風邪を予防する二つのアプローチ

さて、風邪のなんたるかを知ったあとは、いよいよ「最強の免疫力」の強化につながる、風邪の「予防編」に入りましょう。

まず、予防の方法には大きく分けて2種類あります。

一つ目は、風邪そのものをターゲットに、**風邪の感染を直接的に防ぐ方法**。

例えば、みなさんおなじみの風邪予防法であるマスクの装着やうがい、手洗いといった対策がそれにあたります。

これらはなじみ深いからこそ、みなさん独自のやり方で行っているかと思いますが、風邪対策において最も効果的な方法をしっかりお伝えしますので、改めて学び直してくださいね。

そして二つ目は、**風邪を寄せ付けないからだ作り**。

こちらは主に、日々の食生活で手軽に取り入れられる、食の観点からの予防方法をお伝えします。これは、みなさんが風邪を気にする冬の時期に取り入れるのはもちろん、一年中意識することで風邪はもちろんあらゆる病気に対抗できるからだ作りができるはずです。

そう、つまり「最強の免疫力」を手に入れるための食事をしっかりとお伝えします。

特に小さなお子さんがいるご家庭は、保育園などでもらってきた子どもの風邪がお母さんにうつり、からだの弱ったお母さんが職場などでもらってきた風邪が、前の風邪が治りかけでまだ本調子じゃない子どもにうつり、そこへ兄弟やお父さんも加わって、二次感染も重なって…といった具合で、冬になると風邪のループがエンドレスに続いていく、という話はよく聞かれるのではないでしょうか。

そのループを早い段階で食い止めるために。そこで力を発揮するのが、ご家族みなさんの「最強の免疫力」なのです。

どれも、手軽にはじめられることばかりです。さあ、さっそく学んでいきましょう！

マスクの正しい着け方、ご存知ですか？

毎冬、風邪が流行りだす季節になると街でマスクを着ける方々に多く出会うようになります。みなさんもきっとお使いだと思います。

でも、そもそもマスクは本当に風邪からわたしたちを守ってくれているのでしょうか？　その有用性を証明するために、世界中の多くの研究者たちがさまざまな研究を行ってきました。

実は、これまで行われてきた研究では、「マスクだけでは、風邪を予防することができない」と結論づけるものが多く、マスク愛好家たちにとっては、やや分が悪い状況だったのです。

しかし、それをくつがえしたのが２０１０年にミシガン大学のアリソン・アイエロー博士らが行った研究です。その方法は、１４３７名の学生たちを6週間観察して、マスクの力を確認するものでした（※23）。このアリソン博士の研究によって、**マスクをす**

ると風邪を予防することができる、ということが証明されたのです。さらに、風邪の流行する季節にマスクを着けている期間が長ければ長いほど、予防効果が高いことが分かりました。

これまでは、マスクを着けているとなんとなく風邪を引きにくい気がする…という安心感はあったかもしれませんが、これで風邪を予防できる、と確信を持ってマスクを着けていたという方は少ないのではないでしょうか？

また、自分が風邪を引いたときは着けるけれど、元気なときはマスクをしなかった、という方もおられるかもしれませんね。ですが、これからは風邪の流行時期に風邪を予防したいならマスクをする、と覚えておいてくださいね。しかも、その季節の最初から最後までずっと着け続ければなおよし、ですよ。

＊マスクの着け方を見直そう

とはいえ、せっかくマスクを着けていても、その着け方が正しくなければせっかくの予防効果も十分に期待することはできません。風邪の原因である細菌やウイルスは目に見えませんから、無事にマスクで侵入を防げたかどうか目視で確認することができないため、なおさらです。

もし、あなたがマスクで風邪を予防したいと考えているのならば、気をつけるべきは細菌やウイルスがマスクと肌の隙間から入ってこないように、しっかりとフィットさせることです。

最近では、3D構造をした立体型マスクが店頭に何種類も並んでいますね。これがマスクと肌の間に隙間ができないようにするためのマスクです。

国立病院機構東京病院が、2004年に行った研究でも、マスクにおいて大切なのはその種類よりも、**「しっかりと」装着することだと、強調しています**（※24）。

わたしたちの顔は、鼻や頬、そしてあごまわりなどに凹凸がある立体的な構造をしていますから、それらをうまく覆うようにしてマスクを着けることがポイントになります。

ちなみに、外科医が手術中に使用するマスクは、上の部分に金属が入っているので、鼻と頬の凸凹にぴったりフィットさせることができます。

さらにマスクが通常のひっかけるタイプではなく、4つの角に独立したヒモが計4本付いているので、上の2本を耳の上から後頭部へ通してしっかりと結び、下の2本をあごの下から耳の後ろを通って頭の上で結ぶようにします。こうすることで、マスクをしっかりと顔にフィットさせて、マスクと肌との間に隙間ができないように気をつけているのです。

手術には、する方もされる方も、あらゆる病気感染の危険が伴います。もちろん、対策はマスクのみではありませんが、患者さんと医師、双方の身を守る上で正しく、ぴったり隙間なくマスクを装着することは必須なのです。

では、本章でも質問に答えていきましょう。

Q 肌に優しい布のマスクは、風邪の予防に役立ちますか？

A 残念ながら風邪が蔓延した場所では、役に立ちません。

何度も洗って使えるガーゼ布のマスクは、着け心地もよく、小さな子どもたちや肌の弱い方にとってありがたい存在です。

布のマスクは、昔から広く親しまれ、多くの人が使ってきました。わたし自身も、小さい頃から布のマスクを愛用しています。

とはいえ最近では、さまざまな素材の使い捨てのマスクが販売されるようになり、すっかりこちらが市民権を得たようです。

もう、布のマスクは、時代遅れなのでしょうか？

その疑問に答えるであろう、ある一つの研究があります。２０１５年に、ベトナムはハノイの病院で働く１６０７名の医師と看護師を調査した研究。これによって、残念ながら布のマスクは、感染の危険性が高い場所で役に立たない、という結果が報告されました。

この研究では、布のマスクと医療用マスクを比較しています。布のマスクを着けていた医療スタッフたちは、医療用マスクの約1・6倍、風邪にかかってしまったのだそうです。さらに、インフルエンザにかかった割合は、医療用マスクの10倍以上でした（※25）。

これまで親しまれてきた布のマスクは、残念ながら現代においては、高性能なマスクと比べて出番は少ないようです。

そうは言ってもあの肌触りは捨てがたい、という方は、1919年になされた、とある研究を参考に布マスクを活用するのがいいでしょう。この研究では、選ぶべき布マスクは、細かい編み目を何層にも重ねた素材で、肌にフィットする形状のものであれば、感染を防ぐことができる、と報告されています（※26）。

最近では、立体構造にカットして縫い合わせた布マスクも見受けられますから、編み目の細かく厚みのある素材で作られているものを意識して探してみるのもいいかもしれませんね。

Q 本気で風邪を予防したいなら高いマスクを選ぶべき？

A マスクを値段で選ぶ必要はありません。

薬局に行けばさまざまに工夫をこらしたマスクが並びますから、どのマスクを選ぶべきか、みなさん一度は悩んだことがあるのではないでしょうか。

特に、映画『アウトブレイク』（1995年）や『コンテイジョン』（2011年）で登場する「いかにもウイルスを通過させない」マスクを思わせる高性能なものがやはり効果が高いのか、それともふつうのマスクで十分なのか、迷ってしまいますよね。

実際、N95マスク（米国労働安全衛生研究所の規格で、Nは耐油性がないこと、95は0．1〜0．3μmの微粒子を95％以上除去できることを意味する）と呼ばれる高性能のマスクはPM2．5などの有害物質も通しません。インフルエンザウイルスの大きさは、0．1μmですからN95マスクであれば、計算上は、95％のインフルエンザウイルスを防ぐことができる、と考えられます。つまり、理論的には、風邪の予防には「いかにもウイルスを通過させない」マスクが良い、と言えます。

しかし、実際は違っていました。

カナダにあるマックマスター大学のデーモン・アトリー博士とアンドリュー・ウォスター博士は、４７８名の看護師の協力のもと、インフルエンザ予防において高品質なN95マスクとふつうのマスクを比較しました。ちなみにこの研究の目的は、単にどちらのマスクが優れているのかを証明するだけではなく、医療の必要経費を削減するためでもありました。

そして研究の結果、N95マスクとふつうのマスクで、インフルエンザの感染率には差はありませんでした。つまり、インフルエンザ予防には、安いマスクで十分だったわけです（※27）。

日本でも、一般的なマスクは、1枚１００円以下で買うことができますが、N95マスクは安くても1枚５００円以上します。お金に余裕がある方は、マスクの値段など気にならないかもしれません。しかし、マスクは高くても安くても、インフルエンザの予防効果には違いがないのです。そのことをぜひ知っておいていただきたいと思います。

当たり前に行っている「手洗い」を見直そう

わたしは小さい頃から、家庭でも幼稚園でも、「食事の前には、かならず手を洗いなさい」「トイレに入ったら、ちゃんと手を洗うこと」としつけられました。そして、大人になり医師となってからは、患者さんに接する機会が増えるにしたがい、1日に何十回も、手を洗うようになりました。特に、わたしは外科医だったため、手術の前後に念入りに手を洗う習慣を自然と身につけたのだと思います。

みなさんも、きっと1日に何度も手を洗っているのではないでしょうか。そして、冬になると風邪予防のためにと、帰宅後は念入りに手を洗うのではないでしょうか。それもきっと子どもの頃にご両親から「外から帰ってきたら、まず手洗い、うがいをしなさいね」と口すっぱく言われたことで習慣化したのかもしれませんね。

では、ご両親の言葉は本当だったのでしょうか？　つまり、実際に手を洗うことが、風邪をはじめ、呼吸器感染症（咽頭炎、気管支炎、肺炎など）の病気を予防するのに、役立つのでしょうか。その効果は、2006年にイギリスのヨーク大学で行われた調査の結果でちゃんと証明されています（※28）。

手洗いは、小さな子どもからお年寄りまで、誰もが手軽にできる風邪予防策として欠かせない方法です。特に、風邪の季節には、学校や大勢が集まる場所に行ったときはこまめに手を洗いましょう。

すでに習慣化している手洗いの効果を改めて見直してくださいね。

＊アルコール消毒より石けんで洗うがよし

自宅で手を洗うときに石けんを使用する方は多いと思いますが、巷にあふれる数々の石けんのなかから、風邪予防に最適なものを選ぶのは、至難の業です。

みなさんは、どんな基準で石けんを選んでいますか。

泡立ちや水切れなどの使いやすさ、好みの香りや気分の上がる色など、ポイントは人それぞれです。また、肌の弱い方は刺激の少ないタイプを選びますよね。

では、実際のところ風邪予防を目的に石けんを選ぶ場合は、どうすればいいのでしょうか。また、そもそも風邪を防ぐなら石けんではなく消毒用のアルコールスプレーのほうが効果が高いのでは？　という疑問もありそうです。

これらについての答えは、２００９年にオーストラリアで行われた研究が示しています。研究の結果、医療従事者が使うアルコールベースの消毒薬よりも、一般に使われている石けんを使って洗うほうが、十分にインフルエンザウイルスを洗い流すことができる、と分かったのです（※29）。

しかも、このとき使われた石けんは、医療用の殺菌力が高いタイプではなく、誰もが一般的なお店で気軽に入手できる、Johnson & Johnson社の液状石けんでした。

このトピックについては、これまでにさまざまな研究報告がなされていますが、液状石けんでも固形石けんでも、種類の別に関わらず、問題なくインフルエンザウイルスを洗い流すことができます。

つまり、目に見えない風邪の原因であるウイルスを洗い流すには、**どんな石けんを使っても、構わないのです**。いつも、自分専用の石けんを持ち歩くのも大変です。外出先では備え付けの石けんで何の問題もありません。ご安心くださいね。

正しい「うがい」の積み重ねが明暗を分ける

みなさんは「うがい」、うまくできますか？　わたしは、幼稚園のとき、うまくうがいができませんでした。うがいをしようとしても、むせたり、飲み込んでしまったりしたことを思い出します。

風邪の季節になると、かならず先生や親から、「うがいと手洗い」をしなさいと指導されてきましたね。

さて、うがいには、「口蓋型うがい」と、「咽頭型うがい」があることはご存知ですか。難しい言葉ですが、口のなかでブクブクするうがいと、のどでガラガラするうがい、といえばお分かりですよね。口蓋型うがいの目的は、口のなかの乾燥を和らげたり、食べかすなどを洗い流すことです。そして咽頭型うがいは、のどの乾燥を和らげ、そこにいる細菌を洗い流す目的があります。

せっかくうがいをするなら、最も効果的な方法でうがいをしたいと思いますよね。ここでその手順をみなさんにお伝えしましょう。

【今津流・風邪を予防するための正しいうがい方法】

①まず、水道水を軽く口に含み、約10秒間ブクブクさせて口のなかをゆすぎます。これは、口のなかにも付着しているウイルスをゆすぐためです。

②次に、顔を斜め上に向けて、ガラガラと音を出しながらのどに振動を与えます。これで、のどに付着したウイルスをゆすぎます。

みなさんは、ここで吐き出すのではないですか？　でも、わたしがお伝えする「正しいうがい」ではもう1ステップを追加します。

③斜め上を向いたまま、首を左右に動かしてさらに念入りにのどをゆすぎます。これでのどの両端に付着しているウイルスを洗い流すことができるのです。

いかがですか？　たった1ステップの追加でうがいの効果が高まります。ぜひ次回から試してみてくださいね。

ちなみに、**毎朝の歯磨きも風邪の予防に効果的です。**

わたしたちは、夜寝ている間にはあまり唾液が出ないのですが、その唾液には口のなかにいる雑菌を退治する役割があるのです。つまり、あまり唾液の出ない睡眠中には口のなかに雑菌が繁殖しやすくなるということです。その雑菌がのどまで行くとウイルスを追い出す働きをする繊毛を傷つけてしまいます。その結果、ウイルスが細胞内へ侵入しやすくなるのです。すると…お分かりですよね。風邪を引きやすくなるのです。

朝一番の歯磨き、そちらもちゃんとみなさんの習慣になっていますか?

*ただの水VSイソジン　うがいをするならどっち?

医師として、風邪の患者さんにお話をうかがっていると、うがいと手洗いを欠かさず行っていたのに風邪を引いてしまった、という方がお見えになります。

さらによく聞いてみると、「ポピオドン・ヨードでうがいをしていたけれど、咳が止まらない」とお話しになるのです。

ポピオドン・ヨード、みなさんにとっては、「イソジン」という商品名がなじみ深いでしょうか。こちらは、うがい薬の代名詞として長きにわたり広く使用されてきました。

また、ポピオドン・ヨードは家庭用のうがい薬としてだけでなく、医療現場、手術の際にも使われるような優れた消毒薬ですので、うがいに用いれば、口のなかやのどに付着した細菌をしっかり消毒してくれます。

ちゃんと消毒してくれるのなら、積極的に用いるべきではないの？　そう思われるかもしれませんね。

しかし、**実際にはその強力な殺菌力が仇となってしまうのです。**

なぜなら、殺菌力が強い薬でうがいをすると、口のなかやのどに生息している悪い病原体だけでなく、普段からそこにいて、わたしたちのからだを守ってくれている、「良い常在菌」までもまとめて殺してしまう可能性があります。

また、ポピオドン・ヨードは刺激が強いため、のどの粘膜が傷ついてしまい、炎症を引き起こすことも予想されます。それが痛みの原因になることがあるのです。

実際、2005年に行われた研究では、ポピオドン・ヨードを用いてうがいをするよりも、ただの水でうがいをしたほうが、風邪の予防になるという結果が出ました。

この研究では、60日間、(A)水でうがいをするグループ、(B)ポピオドン・ヨードでうがいをするグループの2グループに分かれました。

その結果分かったことは、次の二つです。

①ポピオドン・ヨードでうがいをするグループのうがい回数は、1日平均0・8回だったのに対して、水でうがいをするグループは、1日3・6回でした。

②水でうがいをしたグループのうがいは、ポピオドン・ヨードを使用したグループのうがいに比べて、上気道感染症の予防につながりました（※30）。

ポピオドン・ヨードでうがいをしようと決めてしまうと、手間暇がかかってしまい面倒なため、実際にうがいする回数が減ってしまうことが影響しているのかもしれません。

しかし現実的にみると、**水で簡単にうがいするだけでも、十分に風邪を予防することができる**、という結果が出たのです。

万一コップがない場所でも、手でくめば手軽にできる水うがい、ぜひ積極的に行ってくださいね。

Q 手洗いは、かならず石けんを使わないとダメですか？

A ポイントをおさえれば流水だけでも大丈夫です。

外出先で手を洗うとき、例えば公園の公衆トイレや、駅のトイレなど、水道は使えたとしても、石けんを置いていないことがたびたびありますよね。学校では、手を洗うときに石けんを使うように指導されます。しかし、いつもいつも、手を洗うときに石けんを使えるとは限らないのです。そんなとき、みなさんならどうされますか。

1995年に東京大学感染制御学教室で行われた研究は、そんなケースに大変役に立つものです。この研究では、手洗いを、「流水だけで、5秒間」行うことで、手に付いた雑菌を減らすことができる、と報告しています（※31）。

では水だけで効果的に手洗いするには具体的に何秒間洗い続けるのが最適なのかをさらに詳しく見ていきましょう。

関西医科大学皮膚科学教室の名村章子先生たちは、実際に、10秒間、30秒間、1分間、3分間で、それぞれ手洗いしたあと、手に残っていた雑菌を培養して数を数えました（※32）。

その結果、たった10秒間の手洗いで、55・7％の雑菌を洗い流すことできると分かりました。そして、30秒間では65・5％、60秒間では76％、さらに3分間では76・4％の雑菌を洗い流すことができると報告しています。

この結果を踏まえ、わたしがみなさんにご提案する時間は「60秒間」です。ぜひ、次回から意識してみてください。

医療機関のように、いつでも殺菌効果を持った消毒薬を使って20秒以上手洗いをすれば、手に付いた雑菌を確実に減らすことができます。しかし、みなさんの日常生活ではそうはいかないものです。

わたしたちが覚えておかなければいけないことは、一つ。目で見て汚れていなくても、手には雑菌が付着しているという事実です。

だからこそ、たとえ石けんがなくて流水だけだったとしても、こまめに手洗いをすることが一番大切だ、ということです。

Q うがいに緑茶を用いるといいと聞きましたが本当ですか？

A 本当です。そして、淹れ方を工夫すればより効果的です。

古くは塩水や塩入り番茶、最近ではココナッツオイルなど、「うがいに用いたらいい」といわれる食材を、みなさんご存知だと思います。

わたし自身は、小さい頃から祖母に「風邪の予防に、緑茶うがいがいい」と教えられ、続けてきました。きっとわたしと同じように昔の人の知恵として緑茶うがいをはじめた方もいるかもしれませんね。

この緑茶うがいの効果が、2006年に行われた研究によって証明されたのです。研究の内容は、3ヶ月間、1日3回、緑茶か水でうがいをしてもらうというもの。その結果、対象者のインフルエンザ罹患率が、水でうがいしていたグループでは10％だったのに対し、緑茶でうがいしたグループではわずか1・3％だったそうです（※33）。

風邪の予防効果の秘密は、緑茶を味わうと感じる渋みの正体、カテキンです。このカテキンには、抗菌作用や抗酸化作用、抗アレルギー作用に加え、血圧上昇抑制作用、コレステロール吸収抑制作用などもあるのです。

含まれるカテキンの量は、一番茶も二番茶も三番茶もそれぞれあまり変わりません。ですから、甘み成分を多く含んだ一番茶は、おいしく飲んでいただき、甘みが少なく苦みがある三番茶をうがいに使うといいのではないでしょうか（※34）。

ただ、効率よく多量のカテキンを抽出したいと思うと、お湯の温度が大事になります。おいしく緑茶を淹《い》れるには、50～70℃がいいとされますが、カテキンを多く出すためには、温度が高いほど、いいようです（※35）。

わたしは、わざわざお湯を沸かして淹れるのが面倒なので静岡の工房カワイが作るペットボトル用茶こし器「chattea（チャッティー）」を愛用しています。中身がなくなったペットボトルを洗って、茶葉を2～5gと水を入れ、あとはチャッティーを付けてキャップを閉め、数回振るだけです。これで簡単にカテキンを含んだ緑茶が完成します。

緑茶を淹れるお湯の温度が低くても、時間をかけることでカテキンがどんどん濃くなることが分かっていますので（※35）、よかったらぜひ試してみてください。

Q うがいには、風邪予防以外の効果はありますか?

A はい。治りづらいとされる掌蹠膿疱症が改善したという調査結果もあります。

みなさんのなかで、きっと「うがい=風邪予防」の公式はゆるぎないのではと思いますが、実はうがいには、風邪予防以外の効果も期待できることをご存知でしたか?

ご説明の前に、まずは改めて、「うがい」そのものについて振り返りましょう。うがいには、口腔内乾燥対策のための「口蓋型うがい」と、のどのための「咽頭型うがい」があることは73ページでご説明した通りです。そして、ここでお伝えしたいのは、口蓋型うがいの効果なのです。前述したように、こちらには口のなかの乾燥を和らげたり食べかすなどを洗い流す効果がありますが、実はこれらに加えて、口蓋型うがいには水分による除菌作用と病原菌の殺菌作用が認められます。

慢性的に扁桃腺が腫れる方がうがいを励行することで炎症を起こしづらくなること

が分かっていますし、難治性として多くの方を悩ませる掌蹠膿疱症《しょうせきのうほうしょう》にもうがいは一定の効果があるとの研究報告があります。こちらは、患者さん12名に、6ヶ月間うがいをしてもらったところ、うち10名の掌蹠膿疱症症状が改善したのだそうです。これは素晴らしい結果ですよね（※36）。

また、口の乾きも軽視できないのです。口内乾燥を訴える方を検査したところ、その約35％の方に、カンジダ（真菌）感染が見つかったとのことです（※36）。口のなかが乾燥して日常生活に支障をきたすほどの方は、一度、歯科あるいは耳鼻咽喉科で口腔内細菌の検査を受けられるといいのではないでしょうか。

これほどの効果があるうがいですが、語源が「鵜飼い」から来ているという説から日本独特の文化だと誤解されている方がいらっしゃるようです。しかし実際はそうではありません。うがい自体は、世界各国で行われており、科学的な論文を無料で検索することができるPubMed（http://www.ncbi.nlm.nih.gov/）で、うがい（gargling）を検索してみると、英国やアメリカばかりでなく、さまざまな国から投稿された160以上の論文を見つけることができます。その効果は世界中で認められているのですね。

日々の食事で、風邪知らずの「免疫力」を手に入れよう

さて、これまでは手洗いやうがいなど、風邪そのものをダイレクトに予防する対策法をお伝えしました。

いよいよここからは食事編。風邪を予防するために取り入れたい食材についてお伝えしていきます。

わたしたちが食事を変えることで期待できる効果は、風邪はもちろんのこと、あらゆる病気を寄せ付けないからだへと変わることです。それはつまり、万病を防ぐ「最強の免疫力」を手に入れるための方法とも言えるでしょう。

もちろん、それぞれの項目では毎回風邪につなげてご説明していきます。

しかし、すべての道は「最強の免疫力」へと通ずるのです。どうぞ、その言葉を念頭において読み進めてください。

ただ、「最強の免疫力」を手に入れる食事というと、その言葉のインパクトからか、

どこにも売っていないような希少な食材や、とても毎日は食卓に出せないような高価な食材、また異国の薬草がたっぷりと使われたお酒などなど、ハードルの高いものばかりが紹介されるのでは、と思われるでしょうか。

だとしたら、どうぞご安心ください。

ここでは、そういった変わり種を紹介するつもりはまったくありません。**どれも近所のスーパーで安価で手に入る、ごくごく一般的な食材ばかりです。**

さらに、本編では具体的な食材だけではなく、効果的な「食べ方」の作法についても触れていきたいと思います。せっかくからだにいい食事を選んだとしても、食べ方が不適切なら、その効果は半減してしまいます。とはいえ、どちらも極端に時間や手間をかけるものではありません。みなさんの日常にほんの少し工夫を加えるだけで変わる、簡単なものばかりです。

ぜひ明日の食事からさっそく取り入れてみてください。

色の濃い野菜を選んで、風邪を寄せ付けないからだに

スーパーや八百屋に足を運べば、季節ごとにうつり変わる色とりどりの野菜がわたしたちを迎えてくれます。

そんな旬の野菜は、みなさんの食卓に欠かせない存在ですよね。せっかくならば明日からは「風邪を予防する」という観点を加えて選んでみませんか。それには、コツがあるのです。

野菜の色には赤いものや緑のもの、黄色のもの、そして紫色などさまざまな色がありますよね。ここで、まず大前提として覚えておいていただきたいのは、どの色の野菜を選ぼうとも、**色の「濃い」野菜を選ぶことです**。なぜなら、色の濃い野菜にはからだの老化や錆びつきの原因となる「活性酸素」を抑える「抗酸化作用」が高いからです。

だからこそ、まず気にするべきは色の濃さです。スーパーのコーナーでその野菜を選ぼうかと迷うときも、実際にみなさんの目で「これが一番、色が濃いな」と見極めて手

に取ってください。ついつい形のいいものやサイズの大きいものを選んでしまいがちですが、大切なのはそこではありません。何度も言いますが、色の濃さ、です。なぜなら野菜や果物の色は、なかに含まれる成分によって決まっているため、色が濃いほど成分が多いと考えられます。

それをまずお分かりいただいて、さっそくそれぞれの色のご説明に入りましょう。

＊黒色や紫色の野菜

黒色や紫色の野菜の元となっている成分は、アントシアニンです。おそらくブルーベリーの成分としてご存知の方もおられるかもしれませんね。

この成分は、ナスやシソ、黒豆、紫イモ、紫キャベツ、紫タマネギなどの野菜や、果物ならブルーベリー以外では、ぶどうなどにも多く含まれています。ちなみに、サツマイモの皮にも含まれていますから、皮ごと食べる調理法を工夫するといいですね。

アントシアニンとはポリフェノールの一種で、植物が紫外線やウイルスなどの外敵から身を守るために蓄える成分です。人間でいうと、日焼けしたときに肌を黒くするメラニンと同じ役割を果たしているわけですね。

この成分は抗酸化作用が非常に強く、目の働きを高める効果や眼精疲労を予防する効果があると言われています。そして、風邪への効果でいえばアントシアニンには、インフルエンザウイルスを抑える作用があることが分かっています（※37）。

＊赤色〜黄色の野菜

赤や黄の色鮮やかな野菜はとても豊富で、スーパーに行けば一年中なんらかの野菜を手に入れることができますね。料理の彩りとしても欠かせない存在です。

これらの色は、カロテノイド系色素であるリコピンやβ-クリプトキサンチン、β-カロテンなどの成分にあたります。代表的なものをあげると、トマトやニンジン、カボチャ、トウモロコシなど、どれもみなさんにとっておなじみの野菜ですね。

これらカロテノイド系色素は、からだのなかでビタミンAとなります。ビタミンAは抗酸化作用が期待でき、目の健康維持にも大切な成分です。さらに皮膚や粘膜の免疫力の向上が期待できるため、風邪の原因となるウイルスや細菌からからだを守ってくれるのです。

ちなみに、ビタミンAは脂溶性のビタミンなので油で炒めるなどして食べると、より吸収率がアップします。ただし、56ページでご説明した通り、あまりに食べすぎると弊害がありますのでご注意くださいね。

＊緑色の野菜

緑色の野菜も、赤や黄色と同じくいつでも手に入る食材ですね。調理もしやすく、スーパーを訪れると毎回かならず最低1種類はカゴに入れる、という方も多いのではないでしょうか。

この緑色はクロロフィル系色素であるビタミンCや葉酸、カロテノイド系色素のルテインなどの成分です。ここでは、それぞれの効用についてご説明しましょう。

・ビタミンC

緑の野菜を中心に、さまざまな野菜や果物に含まれている、おなじみのビタミンです。

風邪予防にはビタミンC、とはみなさんもすでに認識済みかもしれませんね。その理由は、ビタミンCがコラーゲンの生成に関わっているため。つまり、のどや鼻の粘膜を丈夫にしてくれるからなのです。そしてもう一つの効果としては、白血球の働きを強化し、まさに免疫力を強化するため。

ただし、ビタミンCは水溶性で水に溶けやすく熱に弱いので、調理法には少し工夫が必要です。例えば、溶けたビタミンごと摂取できるスープやみそ汁はいかがでしょう。

・葉酸

ケール、ホウレンソウやブロッコリー、また肉ならレバーなどに多く含まれるビタミンB群の成分です。

からだのなかでは、ビタミンB12と一緒に働いて、貧血を改善してくれます。また、タンパク質や細胞を作るのに必要な栄養素ですので、皮膚や粘膜の健康管理には欠かせません。風邪を引かない健康なからだ作りに大いに役立つ成分なのです。

・ルテイン

ルテインは、黄色をしたカロテノイド系色素です。こちらを多く含む野菜は、キャベツやホウレンソウ、ケール、パセリなどです。また、野菜以外では、卵の黄身の黄色もルテインなのです。ルテインも抗酸化作用を持っていますので、からだの疲労やストレスを防いでくれ、風邪を引きにくいからだ作りに一役買ってくれるのです。

また、高齢者で気にされる方の多い、「加齢黄斑変性症」にも効果があると言われています。

＊風邪のために選ぶなら、何色のピーマンがいい？

ピーマンには、みなさんおなじみの緑色以外に、赤色をしたカラーピーマンなどもあります。これらに栄養成分の違いはあるのでしょうか。

実は、同じピーマンでも色が変わると、含まれる成分が変わります。ですので、特に風邪予防を意識して選ぶ場合は、赤ピーマンを選んでいただきたいのです。

赤ピーマンの赤色は、「赤色〜黄色の野菜」の項目でご説明した通り、ニンジンなどに含まれるβ-カロテンや、ミカン、カキに含まれるβ-クリプトキサンチン、トマトやスイカに含まれるリコピンといったカロテノイド系色素を豊富に含みます。つまり、からだのなかでビタミンAとなって皮膚や粘膜の免疫力を高めてくれる効果が期待できるため、風邪の原因となるウイルスや細菌の感染予防にうってつけなのです。

ちなみに、購入するときには「色の濃い」赤ピーマンを選びましょう。こちらもお約束ですね。

＊シソを選ぶなら青シソと赤シソ、どちらがいい？

いつでもスーパーで簡単に手に入るのは、薬味として一般的な青シソのほうですね。ですが、風邪を予防する目的ならば、できれば選んでほしいのは、青シソよりも、赤シソのほうなのです。

なぜなら、赤シソには青シソより豊富にアントシアニンが含まれているからです。

アントシアニンは、「黒色や紫色の野菜」の項目でご説明した通りブルーベリーにも含まれているポリフェノールの一種です。このアントシアニンが多いほど、インフルエンザウイルスからからだを守ってくれることが分かっています（※37）。

ただ、使い勝手のいい青シソと違って、赤シソは良い成分を含んでいるとはいえども、硬くて、苦くて、なかなか摂取するとなると難しいですよね。

しかし、工夫次第で簡単に食事に取り入れられるのです。例えば、梅干しを購入するときには、赤シソ入りを選んで、一緒に食べる。また、ごはんにふりかけやごましおをかけるのなら、ゆかりを選ぶようにする。これだけでも違います。

また、夏になると赤シソジュースを仕込むご家庭もありますが、こちらもいいですね。夏バテ防止にもうってつけですよ。

＊もちろん青シソにもいい効果を期待できます

赤シソのほうがいい、とはいえ青シソだって捨て置けません。わたしたちの健康に欠かせない存在であることは変わりないのです。

例えば、風邪とは少し異なりますが、春のスギ花粉症には、青シソジュースに豊富に含まれるロズマリン酸が効果的です。ロズマリン酸には、抗酸化作用、消炎作用、抗菌作用、抗アレルギー作用、抗動脈硬化作用があり、アルツハイマー病やパーキンソン病にも効果があると言われており、花粉症によるくしゃみの回数を減らし、アレルギーによる炎症を抑えてくれることが分かっています（※38）。

また、青シソといえば、刺身のツマとしても一般的ですね。この青シソ、いつもちゃんと食べていますか？

そもそも刺身のツマとして青シソが選ばれるのには、シソの独特の香りの元となる精油成分シソアルデヒド（ペリルアルデヒド）に理由があります。なぜなら、このシソアルデヒドには、細菌の増殖を抑える作用があるためです（※39）。

風邪の原因は、その90％がウイルス、10％が細菌です。なかには、混合感染と言って、ウイルスと細菌の両方に感染する場合もありますが、そんな場合も青シソを食べることで、口のなかやのどの雑菌の繁殖を抑えることができます。

また、摂取する場合にはしっかりと口のなかで噛むことが必要です。噛むことによって、シソに含まれるシソアルデヒドが十分に口のなかとのどを殺菌してくれます。このポイントを覚えておいてくださいね。

朝食にはヨーグルトを添えて風邪予防

ヨーグルトの乳酸菌には風邪予防の効果が期待できます。明治乳業のR−1乳酸菌が入ったヨーグルトで行われた研究では、風邪を引く危険性が、3分の1に減り（※40）、特に風邪に伴う目や鼻、のどの症状が楽だったそうです。ヨーグルトには、さまざまな有効成分が含まれますが、R−1ヨーグルトに含まれる多糖体が、免疫を高める可能性があると言われ、インフルエンザの予防にもつながると考えられています（※41）。

朝食には漬け物やフランスパンなど硬いものを食べるのもおすすめです。よく噛んで顎《あご》を動かすと唾液の分泌が増え、口のなかの雑菌を殺してくれるのです。免疫力を高める効果が期待できる最強の朝食は、シイタケとワカメのお味噌汁＋ネギのトッピング。理由は3つで、一つ目は、シイタケやワカメの食物繊維が、腸内環境を整え、腸管免疫を活性化すること。二つ目は、味噌は発酵食品で、豊富な必須アミノ酸を含むこと。3つ目は、ネギに含まれるフルクタンに抗インフルエンザ作用があることです。

Q 風邪予防に選びたい飲み物は？

A 日本古来の発酵食品、甘酒を選びましょう。

江戸時代より、甘酒は夏バテを防止するとして愛飲されてきた飲み物です。また、最近では「飲む点滴」と言われて人気が高まり、スーパーやコンビニなどでも手に入りやすくなりましたね。

甘酒には、酒粕で作る甘酒と、米麹で作る甘酒の２種類がありますが、どちらも栄養価が高く、栄養バランスの取れた飲み物ですから１年を通して、風邪予防に最適です。

とりわけ風邪の季節、免疫力を高めるために甘酒を活用するならば、発汗作用や殺菌作用に優れたショウガの絞り汁を少量加えたり、タンパク質の豊富な豆乳で割ったりと、いろいろ工夫するといいでしょう。

酒粕で作る甘酒を飲む場合は、酒粕の持つ効能を期待できます。そこに多く含まれる清酒酵母は、アデノシンＡ２Ａ受容体を活発にして、睡眠の質を改善してくれることが分かっています（※42）。睡眠の質が改善すると、免疫力が高まり、風邪を引きにくくなりますから、こちらも見逃せませんね。

また、米麹で作る酒粕を飲むなら、甘酒にヨーグルトを加えた「甘酒ヨーグルト」もおすすめです。こちらの甘酒は、麹菌が米のデンプンを分解・糖化させて作る日本の伝統的な発酵食品です。また一方のヨーグルトも、乳酸菌が牛乳を発酵させて作る発酵食品です。この二つを組み合わせた「甘酒ヨーグルト」には麹菌と乳酸菌の二つの微生物が作りだす栄養素やうまみが豊富に含まれているのです。

特に汗をたくさんかくため水分補給がかかせない夏など、甘酒ヨーグルトなら水分とともに栄養補給もできますね。

甘酒ヨーグルトはタンパク質、脂質、炭水化物といった三大栄養素がバランス良く含まれ、ミネラルも豊富です。からだへの栄養の吸収が早く、胃腸に優しい飲み物ですから、ぜひ活用してくださいね。

Q 風邪予防に選びたいお菓子は？

A ポリフェノールが豊富なチョコレートが最適です。

お菓子で風邪予防？　そんな虫のいい話があるわけないじゃないか。みなさん、そう思われているでしょうか？　実はそれが、あるのです。しかも、食事の延長のような、いかにも健康によさそうなお菓子ではありません。きっと大好きな方も多いでしょう、「チョコレート」です。

仕事や勉強で疲れたとき、ほんの一口でもチョコレートを食べると、緊張したからだに安らぎが与えられ、疲れた頭に栄養を補給してくれます。心強い味方ですね。

チョコレートの原材料は、カカオです。そのカカオに含まれるカカオポリフェノールが、風邪予防に効果を発揮するのです。

カカオから作られるココアをいつも飲んでいるパナマ共和国のサンブラス島のクナ人は、心臓病、糖尿病、がんによる死亡率が低いという調査結果が報告されています。

カカオポリフェノールには抗酸化作用があり、体内で増えすぎた活性酸素を適正な数にしてくれるため、白血球が活動しやすい状態になります。つまり免疫がよく働き、風邪を予防してくれるというわけです。

ほかにも、カカオポリフェノールには悪玉コレステロールで知られるＬＤＬが酸化するのを抑え、一酸化窒素（ＮＯ）の産生を調節して血管の内皮の機能を改善し、血圧を低下させたり、血糖値を一定に保つホルモン、インスリンの働きを改善するなどの作用があると考えられています（※43）。

試験や大事な会議に、チョコレートのリラックス効果を活用するコツは、1～2時間前に食べることです。すると、チョコレートに含まれるＧＡＢＡの作用で気持ちを落ち着かせることができます（※44）。

これらのようなチョコレートの効能を知っておけば、小さな子どもたちの「菓子育（※45）」にも活用することができます。

子どもからお年寄りまで、お菓子を上手に活用して風邪を引かない毎日を過ごしましょう。

衣類の工夫で風邪を予防する

風邪の流行する冬には、からだを冷やさないためにも、洋服の選び方が重要となってきます。

みなさんは冬服を選ぶときに、なにか注意していることはありますか？

予想以上に寒い場合に備えて、いつもかならずインナーダウンなどを1枚、余分に持って出かける方や、アウターにゴアテックスのような風を通さない素材を選ぶ方など、さまざまだと思います。

巷には、発熱する服地や、非常に軽いダウンなど新しい素材で作られた冬服が増えてきました。ですが、それ以前にまず大前提として覚えておきたい冬服の着方のコツは、**「重ね着をすること」**です。

2009年に、椙山女学園大学の冨田明美先生たちが行った研究の結果、服と服の間に1㎝の隙間を空けて空気の層を作るか、あるいは、服と服との間に、タオルなどをはさむことで、からだから熱が逃げないようにするのがポイントだと報告されました（※46）。

そして、もう一つのポイントは「汗」です。

兵庫教育大学の潮田ひとみ先生の研究によると、衣服が濡れていると、人の感覚が、変わるのだそうです。

皮膚から汗が出ると、服のなかは湿度が高くなります。この湿気と汗を服が吸収してくれるのですが、その服が肌に触れたときに、素材の違いによって寒く感じてしまう場合があるのだそうです（※47）。

その結果、肌着としては昔から最も良いと言われてきた絹素材が最適で、その上に重ね着をする素材としては、一般的な綿よりもウールのほうが、濡れている感じが少なく、快適な状態が続くということが分かりました。ちなみに、夏の肌着は汗の乾きやすい麻がおすすめです。

この冬、ぜひみなさんも、絹とウールの組み合わせをお試しくださいね。

風邪を予防するなら、この「4ヶ所」を温めよう

暑い夏、汗だくで電車に飛び乗ると、クーラーの風で汗が冷やされ、今度は寒気を覚えた、という経験はありませんか。

また寒い冬、防寒具をしっかり着込んで外出したはいいけれど、暖房のよく効いた人混みで暑くて汗をかいてしまい、その汗が知らない間に冷えて寒い思いをした、という経験はありませんか。

冷暖房が整備された現代において、服装を選ぶのは、なかなか難しいものですね。

実は、人間のからだは、部位によって温度を感じるセンサーの働きが異なっているようです。

まずからだの部位を大きく「体」と「手足」の二つに分けてみます。すると、おもしろい結果が分かりました。文化女子大学家政学部の田村照子先生の研究によると、からだを冷やすと体温は下がりますが、手足を冷やすと、逆に体温が上がったのだそうです。

よく言われる、「お腹を冷やすとからだに良くない」という考え方は正しかったのですね。

つまり、まとめますと、冬に手足が冷えてしまったとしてもからだの体温調節にはあまり影響がありません。その一方で、胸やお腹、背中などの体幹部分を冷やしてしまうと、一気に体温が下がってしまうというわけなのです（※48）。

特に、首の後ろや、おへその周辺、そして背中や鎖骨を温めることが、ポイントになります。

首の後ろや鎖骨はマフラーやストールで対処しましょう。男性ならば、ネクタイをうまく活用すると良いですね。そして、おへそまわりや背中は腹巻で温めるとなお良さそうですね。

どれも、簡単にできる工夫です。ぜひ、覚えておいてくださいね。

いつでも部屋を換気すればいいわけじゃない

風邪を予防するためには「こまめに部屋の窓を開けて換気しましょう」という言葉がありますね。みなさんのなかにも、それが頭にあってこまめに換気します、という方がおられるのではないでしょうか？

ですが、この、こまめな換気はかならずしも正しいわけではないのです。

換気で気をつけなくてはいけないのは、その後の部屋の温度と湿度が、両方ともに下がってしまうことです。

空気が乾燥すると、わたしたちののども乾燥してしまい、ウイルスを追い出す繊毛の働きが弱まります。さらに風邪の病原体であるウイルスは湿度が40％以下になると、床に落ちる速度がゆるやかになり、咳などで放出されたあと約30分もの間、空気中に漂い続けることになります。また、風邪のウイルスの多くは気温15〜18℃以下の環境を好んで活動をはじめるため、室温が下がるのも問題です。つまり、冬に良かれと思って窓を開けたことで、意図せずウイルスが過ごしやすい環境を整えてしまっていたのです。

逆に換気をしたほうがいいケースは、風邪を引いた人が、部屋に来たときです。この場合は、その方が帰ったあとに、窓を開けてウイルスを追い出すために換気をしたほうがいいですね。

ちなみに、ドアノブや机の上、床などに落ちたウイルスは、乾いた布にアルコール除菌スプレーを吹きかけ、こまめに拭き取ったほうが良いでしょう（布ではなく直接スプレーすると菌が舞い飛ぶ危険性があります）。そんなときは、みなさんのご家庭にもあるジョンソンの「カビキラー アルコール除菌 キッチン用」を使ってください。この製品は、100％食品・食品添加物原料なので、食器にかかっても安心で、安全に使えます。

また、床に布団を敷いて寝ている方は、床に落ちたウイルスだけではなくハウスダストも気になります。

ハウスダストの多くは、床から30㎝以下の低い場所を浮遊しますから、専用の掃除機などで布団自体をこまめに掃除することが大切です。

＊加湿器はここに置きましょう

乾燥した室内はウイルスが過ごしやすいということで、加湿器を使用しているという方も多いのではないでしょうか。その加湿器はどこに置いていますか？

乾燥を防ぐべき場所は、呼吸をする顔のまわりです。ですから、あまり低い場所に加湿器を置いてしまうと、足元だけ湿度が高く、肝心の顔まわりは乾燥した状態のまま、という場合があります。

ですから、加湿器は腰よりも上の位置に置くことを意識しましょう。

ほか、加湿器を使用する際の注意点は、こまめにフィルターを掃除することです。フィルターにカビが生えていると、そのカビが空気中にばらまかれ、カビアレルギーを発症してしまう危険性があります。

また、タンクに水を入れるときは、浄水器の水ではなく、蛇口から直接、水道水を入れるようにしましょう。なぜなら、水道水に含まれる塩素が、雑菌の繁殖を抑えてくれるからです。

ぜひ、意識してみてくださいね。

コラム 睡眠で風邪予防！ 最強の免疫力を手に入れる

みなさんは、1日のうち4分の1～3分の1もの間、眠っています。

この睡眠が、いかに風邪と関係が深いかをお話ししましょう。

まずは2003年に報告された名古屋工業大学保健管理センターの研究結果からご紹介します。学生4397名にアンケートを行い、睡眠と風邪との関係を調べました。これによると、睡眠時間が短いほど、風邪を引きやすく、1年間に5回以上風邪を引く人は、睡眠時間が6時間以下の人、そしてさらに10時間以上の睡眠を取っている人に多いということが分かったのです（※49）。

この結果は、多くのことを教えてくれます。睡眠は、わたしたちの体の状態を調節する役割をしています。その睡眠時間は、少なくても、多すぎてもだめなのです。つまり、風邪を引かないようにするためには、毎日の生活のなかで、睡眠を7～8時間取ることを習慣づけることが、大切だということです。

次にご紹介するのが、シャルドン・コーエン博士の研究です。彼は、21歳から55歳までの健康な男女153人に集まってもらい、睡眠の状態とライノウイルスによる風邪の関係を調べました。ライノウイルスを入れた点鼻薬を使って、ライノウイルスによる風邪にかかるかどうかを14日間にわたり調査したのです（※50）。

その結果、良い睡眠を取っていないと風邪にかかる危険性が3・9倍にもなることが分かりました。

さらに、この研究から分かったことは、「良い睡眠」とは、睡眠時間が長ければいいというものでもなく、大切になってくるのは、睡眠の「質の良さ」だということです。

では、質の良い睡眠とは、どんな睡眠でしょうか？

それは、まるで死んだように寝ている睡眠のことです。少しぐらい音がしても起きず、ぐっすりと深い眠りに落ち、起きたときはすっかり疲れが取れている睡眠です。

逆に、悪い睡眠とは、ちょっとした音で目が覚めてしまったり、夢を見たりして、起きたときに疲れてしまっているような睡眠を指します。

それでは、どうしたら質の良い深い睡眠になるのでしょうか。

＊質の良い睡眠を取るために

質の良い睡眠は、心と体の疲れを取ってくれます。また、子どもたちにとっては、成長ホルモンを分泌するための大切な時間になります。大人にとっても成長ホルモンや副腎皮質ホルモンの分泌により免疫が活性化し、病気の予防と治癒に大いに役立ちます。

まさに、「最強の免疫力」を手に入れるためには質の良い睡眠を欠かすことはできません。場合によっては、嫌な思いをしたことや忘れてしまいたいことなど、心の傷を癒やすためにも睡眠が大きな助けとなってくれますし、受験生にとっては記憶を定着させて試験で良い結果を残すことにも一役買ってくれるのです。

それではさっそく、質の良い睡眠を取るための5つの条件を学んでいきましょう。

①食事に気をつける

睡眠の質を高めてくれる食材を味方につけましょう。それは、トリプトファンという成分を含んだ食材です。必須アミノ酸の一つであるトリプトファンは、わたしたちのからだで自ら生成することができないので、食べ物から取る必要があります。このトリプトファンは、「リズミカルな運動」をするとからだのなかでセロトニンに変わり、そして睡眠に必要な物質、メラトニンに変化するのです。

つまり、トリプトファンを豊富に含んだ食事をして運動をすれば、質の良い睡眠を取ることができるということです。ここでいう「リズミカルな運動」については、特別な運動を指すわけではありませんので、②で詳しくご説明しますね。

トリプトファンを豊富に含む食材は、カツオ、レバー、大豆などです。自著である『115歳が見えてくる〝ちょい足し〟健康法』(ワニブックスPLUS新書)にも書かせていただきましたが、ビタミンB6と鉄分を加えるとトリプトファンを効率よく吸収して活性化することができます。そこで、ビタミンB6が豊富なニラと鉄分が豊富なレバーを組み合わせたレバニラ炒めを昼食に食べることで、質の良い睡眠を取る準備をすることができるのです。

②運動をする

運動は睡眠の質を高めてくれることが証明されています。

そして、①ではセロトニンの分泌には「リズミカルな運動」が欠かせないとお伝えしましたね。では、この「リズミカルな運動」とはなんでしょうか。

これは、特別なことではありません。つまり、「呼吸すること」や「咀嚼《そしゃく》運動」で大丈夫です。腹式呼吸でしっかりと深い呼吸をリズミカルにすることは、質の良い睡眠につながりますし、食事を良く噛んで取ることは、栄養の吸収ばかりでなく、胃腸の状態も整えてくれ、さらに質の良い睡眠へとつながるのです。

逆に、夕方以降にあまり激しい運動を行うと交感神経が興奮してしまい、睡眠の妨げになる場合がありますから、ご注意くださいね。

③寝る前に体を冷やさないようにする

赤ちゃんが眠くなると頬が紅色になり、手足が温かくなります。実は、人は体温を上げることで睡眠の準備をしています。寝る前にお風呂に入ってからだを温めたり、足浴をしたりするのは、そのためです。

布団に入る30分前に体温を上げることで、質の良い睡眠を取ることができるようになるのです。そして寝てしまったあとは、体は徐々に体温を下げていき、朝には1日のうちで最も体温が下がります。つまり、寝ている間、暖房を入れていたり、電気毛布で加熱していると質の良い睡眠を取ることできないのです。

④睡眠環境を整える

質の良い睡眠を取るための環境整備は、とても重要です。たとえ自分にとって寝心地が良い環境であったとしても、実は、質の良い睡眠のためには適していない環境である場合もあります。

わたしたちの睡眠に大きな影響を与えるのは「音」と「光」です。

まずは、「音」についてご説明しましょう。例えば、自宅の隣で工事がはじまり、夜通し工事が続く場合は、当然睡眠が妨害されてしまいますよね。

ときどき、「睡眠学習」と称して、寝ながらイヤホンで英語などの学習教材を聴いている方がいますが、すぐにやめるべきです。睡眠の妨げになるばかりで、学習効果はまったく期待できません。

ただ、わたしたちは、音にはだんだんとなれていくことが分かっていますので、あまりに神経質になって防音室レベルの遮音をする必要はありません。

次に、光についてご説明しましょう。質の良い睡眠を取るためには、部屋の外の光をしっかりと遮る必要があります。というのも、わたしたちの脳は、光によって睡眠のスイッチを切り、覚醒のスイッチを入れるのです。

もし、寝室のカーテンの遮光性が低く、夜になっても街灯の光などで部屋が明るくなってしまう場合は、すぐに遮光性の高いカーテンに交換するといいでしょう。

⑤寝具を選ぶ

寝具といえば、パジャマ、枕、布団ですね。ここでは、それぞれを選ぶポイントをお伝えします。

パジャマを選ぶ上で大切なポイントは、「体を締めつけない」ことです。ときどき、靴下をはいて寝る方がいらっしゃいますが、わずかな締め付けでも交感神経を刺激して、睡眠の質を悪くしてしまいますので、注意が必要です。

次に枕についてお伝えします。枕は、頭とからだをつなぐ首を支える道具です。自分に合った枕を選ぶポイントは、『115歳が見えてくる〝ちょい足し〟健康法』にも書かせていただいた通り、頭の後ろと背中のラインがまっすぐになること。

最近では百貨店などで専門のスタッフがいて、中身もそばがらや羽毛、パイプなどから特殊な素材まで、さまざまにそろっているようなので、相談してお気に入りを選ぶのもいいかもしれませんね。

そして、最後は布団です。布団には掛け布団と敷き布団がありますので、それぞれにポイントがあります。

まず掛け布団は、体に強い重みを感じないものを選ぶのがポイントです。

そして、敷き布団は、通気性の良いものを選ぶといいでしょう。というのも、人は寝ている間に汗をかきます。その汗がこもってしまうと、寝苦しくなり、質の良い睡眠が取れません。

わたしは、掛け布団は季節に合わせて複数から選んで使っていますが、敷き布団は一年中、京都西川の「ローズラジカル敷きふとん」です。

この敷布団の表面は、上下・前後の方向にウェーブさせたダブルウェーブ構造で、立体的になっているので、空気が流れるスペースがあり、通気性に優れています。ですので、寝床のなかの環境を整えるのにうってつけなのです。

夏は涼しく、冬は暖かいので大変重宝しています。

また、わたしはローズラジカルの下に家庭用医療機器である「ローズテクニー」（京都西川）を組み合わせています。

このローズテクニーは、2種類の治療機能を持っています。一つは、負電位をからだに与えることにより血液中の帯電微粒子のバランスを調整する「電位治療」で、もう一つは、おだやかな温熱で全身の血行を良くし、身体を温める「温熱治療」です。これらがからだの調子を整えてくれますので、質の良い睡眠を取ることができています。

この組み合わせは、俳優の大村崑さんと一緒です。1931年生まれの大村崑さんは、人生の先輩でもあり、健康の達人でもあります。わたしは、いつも大村崑さんにいろいろと教えていただいています。

80歳を超えた今でも現役で活躍されている大村崑さんも、ローズラジカルとローズテクニーをお使いだと聞いて、わたしも自信を持ってみなさんに紹介することができます。(『崑ちゃん　ボクの昭和青春譜』文藝春秋2016年)

ただし、巷には「温熱療法」と「電位療法」ができるとうたう寝具がさまざまにありますが、電熱線でできたものは、電磁波を生じるため、健康にはマイナスになってしまいます。電磁波がほとんど出ず、からだに優しいのは特殊カーボン面発熱体でできたローズテクニーだけですので、間違えないようにお気をつけくださいね。

第3章「最強の免疫力」プロジェクト❸

引いてしまったその風邪を最速で治す方法

風邪治療のカギもやはり免疫力

うがい、手洗い、そして日々の食事と気をつけていても、やはり風邪を防ぎきれないときがあります。

それは、予防方法を熟知している医師でも同様です。

もしも風邪を引いてしまったと気付いたならば、最速で対処することが大切です。初動が遅れて、無理をしてしまっては二次感染を招いてどんどん風邪が長引いてしまいます。そうなると、日常生活に支障をきたしてしまいますよね。

風邪の引きはじめには、かならずなんらかの兆候があるものです。寒気がしたり、のどのあたりに違和感を覚えたり、なんとなくだるさを感じたり。それら風邪のサインを見逃さないようにしましょう。

おそらく、みなさんそれぞれの仕事や家事など日常生活に即したサインがあるかもしれませんね。

例えば、わたしにとっての風邪のサインは、診療中に患者さんと話していると声が出なくなってきたときです。

わたしは、そのサインを感じるとすぐに次のような対処に動きます。

・首もとを冷やさないように診察中でもネクタイを締める。

・足もとを温めるために靴下をもう1枚重ねる。ただし、ゴムの跡がつくようなきつい靴下だと血行が悪くなって、かえって冷えを促進してしまいますから、ゴムがゆるめの靴下を常備するようにする。

・昼食にはネギやショウガなど薬味をたっぷり入れたうどんを選ぶ。

わたしが取っているこれらの行動は、すべて風邪の引きはじめの段階で、「からだを温める」ために行うことばかりです。

ここで、1章の26ページでお伝えした風邪の経過を思い出してください。

わたしたちは、風邪の病原体に感染したら、まずからだの免疫をパワーアップさせるため、脳からの指示で発熱します。これが引きはじめの段階ですね。

そして、発熱が功を奏して、白血球たちがウイルスを無事やっつけられたら、今度は脳が体温を平熱に戻そうとします。その段階で汗が出るのでしたね。汗が出るのは、風邪が治りかけている印でした。

つまり、風邪の治療を考える場合、熱が上がっている「引きはじめ」の段階と、汗が出て熱が下がっていく「治りかけ」の段階では、取るべき対処方法が異なるのです。また、同じ方法でも、その目的が違ってきます。

この章では、これら二つの段階に触れながら、わたし自身が取り入れている具体的な風邪の治療方法をお伝えしていきます。

特別な薬や食材などは必要ありません。どれも簡単なものばかりですので、ぜひみなさんも試してみてくださいね。

風邪の前半、「引きはじめ」に気をつけるべきこと

寒気を感じ、からだが震えたりしながら、体温が徐々に上がっていく風邪の「引きはじめ」の段階において、わたしたちが気をつけるべきことはなんでしょうか。

これまでお伝えしてきたように、わたしたちのからだが発熱するのは、免疫を活性化させてからだに侵入してきたウイルスや細菌をやっつけるためでした。

だからこそ、熱を上げようとする自分のからだをサポートしてあげるため、積極的にからだを温める治療方法を取ることが大切なのです。

＊朝のコップ1杯の水はからだを冷やします

毎朝起きぬけにコップ1杯の冷たい水を飲む習慣のある方はおられますか？　そんな方は特に風邪のときには要注意です。とある実験結果によると、10℃の冷水１８０㎖を飲むと、15分以上体温は下がったままになるのだそうです（※51）。

みなさんもご存じの通り、人間は死ぬと冷たくなります。人の命は体温と大きく関係していますす。朝の冷たい水は、一時、大変流行った健康法の一つで、便秘気味の方にとっては、冷たい水が刺激になって排便を促してくれますから、からだに良いと感じるかもしれません。

しかし、実験結果からも分かるように、からだを芯から冷やしてしまいます。ただでさえ、1日で最も低い朝の体温を、さらに0・5℃以上も下げてしまうのです。これでは元気なときでさえ、体調を崩す原因になりそうですね。

もしも、朝一番に水を飲む習慣がある方は、**ぜひ明日の朝から温かい白湯《さゆ》に変えてみてください**。

また、風邪の引きはじめは、「ミカン」にも注意したほうがよいでしょう。

というのも、ミカンに含まれているカリウムには、利尿作用があるためからだを冷やしてしまうのです。これでは、からだを温めて、免疫がウイルスとしっかり戦うべきときに妨げとなってしまいますね。

ビタミンCも豊富でいかにも風邪に効きそうな印象がありますが、食べるタイミングに気をつけましょう。熱が下がりはじめたときにぜひどうぞ。

同様の理由で、カリウムの多い果物、ほかにはカキやバナナなども熱が下がりはじめるまで待ったほうがいいですね。

＊引きはじめにお風呂であったまるのはＯＫ？　それともＮＧ？

みなさんの子どもの頃は、風邪を引いたら親から「お風呂に入らずに寝なさい」と言われた経験はありませんか？
この、風邪を引いたらお風呂に絶対に入ってはいけない、という言説は、すでに昔の話なのです。というのも、古い日本家屋では、お風呂が離れにあることが多かったため、出入りする際に湯冷めしたりと、体温が急激に変わるため、風邪を悪化させてしまうと考えられていたからです
現代の住宅事情を考えると、その心配はいらないでしょう。
ですから、風邪を引いたときのお風呂は「風邪の引きはじめ」で、「体力のある人ならば」大丈夫、と言えます。ただし、38・5℃以上の高熱の場合は、エネルギーを消耗

するので避けるべきです。

そして、治りかけの段階も、ウイルスとの戦いのあとで体力を消耗してしまっているため、体力が回復したと感じるまでは避けたほうがよいでしょう。

ちなみに、鼻水がひどいときは、足湯が効果的だと言われています。

実は、鼻と足の意外な関係があるのです。足が冷えると、鼻の粘膜の血行が悪くなり、鼻水が止まらないことが分かっています。

ですので、37℃のお湯に足を浸し、10～15分つかると鼻水の改善効果が期待できます。全身浴と違って体力の消耗も少ないですから、熱が高めでお風呂につかるのはしんどい、と思われるときにもおすすめですよ。

＊熱を下げるために汗をかこうとするのは、間違いです

発熱でパワーアップした免疫がウイルスをやっつけると、今度は脳が熱を下げようとしますので、わたしたちは汗をかきます。汗をかいたら、戦いのピークが過ぎた証拠ですので、この汗を目安としたらいいということです。

熱を下げるために汗をかくのではなく、汗をかくぐらいまで体温を上げる、という治療姿勢が正しいということです。

例えば、運動をして汗をかくのは、筋肉を動かして発生した熱を逃がそうと皮膚の血管を拡張させて汗腺を開くためです。すると、全身から汗がふきでて、放射冷却作用により、一気に熱が下がります。しかし、風邪のときは、免疫を活性化するために熱が必要なので、冷やしてはいけません。むやみに汗をかいてしまうと体温が下がってしまい、免疫力が低下してしまいます。**免疫力が働かないうちに汗をかくと、かえって逆効果です**。風邪のときに汗をかくタイミングは、十分に免疫力が上がり、ウイルスとの戦いに勝ったあと、必要なくなった熱を発散するときです。

熱が上がれば上がるほど、からだのだるさはどんどん増していきます。熱が上がることが大事だと頭で理解していても、「解熱剤を飲んで早く解放されたい」と思われる気持ちも分かります。

ですが、からだがだるいという症状は、医学的に言うと「倦怠感」や「疲労感」を感じる状態で、からだが安静を求めているサインです。それはつまり、脳が指令を出して、からだの免疫をウイルスとの戦いに集中させるため、ほかの余計なエネルギーを消費させないようにしている状態なのでです。

ただし、体温を上げることはウイルスを退治するには最適ですが、やはりデメリットもあるのです。それは、
①体力の消耗
②脱水症状
③体の機能の低下
これら3つです。

呼吸器系が弱い人は、呼吸機能が低下し、胃腸が弱い人は、胃腸の機能が低下します。そして、風邪が治ったあとも、通常の機能に回復するまでに時間がかかります。

ですので、風邪を引いたときには、体温を上げるとともに、消化の良いものを食べてちゃんと栄養を取ることを忘れないでくださいね。

風邪の後半、「治りかけ」に気をつけるべきこと

前項で、汗が出はじめたら、「免疫VSウイルス・細菌」の戦いのピークは過ぎたと言えるでしょう、とお伝えしました。

それを知ったみなさんは、次に風邪を引いたとき、汗を確認したら、「やった！　この風邪もそろそろ治りそうだ」と思うかもしれませんね。

しかし、油断は禁物です。

お伝えしたように、体温をしっかり上げてウイルスと戦ったわたしたちのからだは、すっかり疲れ果てています。

体力も消耗してしまっていますし、もともと持っていた弱い臓器の機能も低下してしまっていますから、なかなかからだのだるさは取れません。

また、汗をたっぷりかいたため、からだは水分不足で脱水症状に陥っています。

ですから、風邪の「治りかけ」に取るべき治療方法には、

①脱水状態に対処するための水分補給
②体力回復のための栄養補給
これら、大きく二つのテーマがあります。

この治りかけの段階で、「もっと汗をかけば、熱がスムーズに下がって早く回復するのでは？」とばかりに、厚着をして大量の汗をかこうとするのは厳禁です。

体力も消耗している上、すでに汗をかいて脱水状態に近いからだで、さらに厚着をしてもっと汗をどんどんかこうとすると、より脱水症状が進んでフラフラになってしまいます。これはもう熱中症のような症状なのです。

つまり、ここで必要なのは、汗をかこうとすることではなく、すでに汗として出てしまった水分を補給することなのですね。

また、先ほど風邪の「引きはじめ」では、利尿作用のあるカリウムを多く含んだミカンやバナナなどは良くない、とお伝えしました。

ですが、風邪の治りかけの段階では、事情が変わってくるのです。

わたしたちは、風邪が治りかけになると、ある程度、熱も治まり消化力が上がってきてきます。

ですので、今度は体にたまった毒素を外に出すことが大切になってくるのです。すると、利尿作用のあるカリウムの摂取は有効ですよね。

なかでもバナナは、ほかの果物よりも豊富にカリウムを含んでいます。

さらに、ビタミンCや糖分も多く含んでいるので、治りかけのからだにはもってこいの食べ物です。

わたしのおすすめは、バナナとヨーグルトをミキサーにかけて作る「バナナヨーグルトジュース」です。

そのまま食べるよりも消化が良くなりますし、一緒に取るヨーグルトの乳酸菌が、腸の働きを助けてくれますよ。

わたしの選ぶ風邪治療①
ホット・スポーツドリンクで体温を上げる

風邪の前半と後半、「引きはじめ」と「治りかけ」についてご理解いただいたところで、ここからはわたし自身が風邪を引いたときに実際に取り入れている治療方法をご紹介していきましょう。

まず最初にご紹介するのは、わたしが風邪を引いたとき、風邪の引きはじめから治りかけまでずっと愛飲している飲み物、「ホット・スポーツドリンク」です。

みなさんのなかにも、風邪を引いたらスポーツドリンクを飲まれるという方がいるかもしれません。ただ、それを温めて飲む、という方はめずらしいかもしれませんね。

わたしがスポーツドリンクを温めて飲むことにはちゃんと理由があるのです。

まず最初の理由は、温かい飲み物を飲んで体温を上げるためです。

すでにご説明した通り、風邪の引きはじめの発熱によってただでさえ体温が高いなかでも、わたしたちは、さらにからだを温め、体温を上げたほうがいいのです。そのポイントは次の二つです。

一つ目は、体温が上がると胃腸の温度が上がるので、その働きが活発になり、消化吸収が良くなるためです。

結果として、栄養を効果的に吸収できるようになります。

二つ目は、からだを温めると血管が拡張して血行が良くなります。するとウイルスをやっつけてくれる免疫機能を持った白血球は活性化します。結果、侵入してくるウイルスを撃退する力がアップするのです。

この二つ目の仕組みはすでにご説明した通りですね。

一説によると、体温が1℃上がれば、免疫力が5倍にアップすると言われています。やはり、体温を上げることは、風邪の引きはじめに欠かせないポイントですね。

ちなみに、温めたスポーツドリンクは、朝に飲むのが効果的です。朝は、1日のなかで体温が最も下がっていますから、いち早く体温を上げてあげなくてはいけません。

ホット・スポーツドリンクの温度は、お好みもあると思いますが、沸騰するほどまで温める必要もありません。あくまで目的はからだを温めることですから、体温よりも温度が高ければ大丈夫です。38℃以上を目安にコンロや電子レンジなどを利用して温めるといいでしょう。

そうそう、そもそもなぜ、スポーツドリンクを選ぶかについてまだご説明していませんでしたね。

実はそこに、わたしがホット・スポーツドリンクを飲む理由の二つ目と三つ目があるのです。

まずは、二つ目の理由からいきましょう。

風邪の治りかけのとき、わたしたちのからだは熱を下げようと汗をかきますが、ここで、水分補給が重要になりますね。

それを怠ってからだの水分が不足すると、ウイルスの侵入を防ぐために働いている鼻やのどなどの粘膜の機能も低下してしまいます。その結果、外から入ってくるウイルスや細菌を粘膜の段階で食い止めることができず、二次感染を招いて症状がさらに悪化してしまうのです。

そんな状況を防ぐために、水分を十分に取りたいのです。ここで、みなさんご存知の、スポーツドリンクの「吸収率の高さ」がものを言うわけです。

そして最後に三つ目の理由をご説明しましょう。これは、スポーツドリンクの成分に関係しています。

風邪を引いたとき、その引きはじめにも治りかけにも、栄養補給は大切ですね。その点で、水分だけではなく、電解質やエネルギーとなる糖分も含まれたスポーツドリンクは優れているのです。

特に、引きはじめの発熱時には食欲も低下し、栄養不足になりがちですのでスポーツドリンクはぴったりですね。

熱があるときに冷たいスポーツドリンクをがぶ飲みしたくなる気持ちは、分からなくもないのですが、ここはぐっと抑えて、ホット・スポーツドリンクを選んでみてくださいね。ただ、いつものスポーツドリンクを温めるだけですから。

わたしの選ぶ風邪治療②

梅干し入りのおかゆを「よく噛んで」食べます

みなさんもご経験ありなのではと思いますが、風邪を引いたときは食欲が落ちてしまいます。しかし、だからといって、何も食べないでいると栄養不足になってしまい、回復が遅くなってしまいます。絶食が一番だめなのです。

そこで選んでいただきたい食事は、みなさんおなじみの「おかゆ」です。

炊飯器で簡単に作ることができますし、スーパーやコンビニに行けば電子レンジや湯煎で温めるだけのレトルトタイプもありますから、体力がなく料理をする余裕がないときでも、すぐに用意することができますよね。

逆に、食べるのを控えたほうがいいのは、サラダです。理由は、サラダの生野菜がからだを冷やしてしまうからです。からだを温めたほうがいい風邪のときには、おすすめできません。もし野菜を食べるのなら、温野菜が理想ですね。

さて、おかゆの話に戻りましょう。きっと、おかゆを食べたことがない、という方はいないのではないでしょうか。ただし、その食べ方については、もしかして改善の余地があるかもしれません。

気をつけていただきたいのは、いくらおかゆが食べやすいからといって、噛まずに飲み込んでしまうことです。身に覚えはありませんか？

おかゆに含まれるデンプンを分解してくれる消化酵素、アミラーゼは、噛むことで分泌されます。おかゆは一見、噛まずにサラサラと食べてもまったく問題がなさそうに見えますね。しかし実際のところは、よく噛まずに食べてしまうとうまく消化できないのです。

噛むときは、前歯だけで噛むのではなく、奥歯ですりつぶすようにして噛みましょう。ゆっくりとすりつぶすように噛んでいると、自然にのどへと流れていきます。

いくら食欲がなくても、こうやってしっかり噛むようにしてくださいね。消化酵素を分泌すれば、消化もスムーズに進み、栄養の吸収も良くなり、結果として風邪が早く改善することになるのですから。

＊トッピングは「梅干し」で決まりです

わたしがおかゆを食べるとき、トッピングはいつも「梅干し」と決めています。

梅干しの酸っぱさの成分は、豊富に含まれたクエン酸です。クエン酸は、エネルギーの補給、食欲増進、また、殺菌作用が期待できます。

また、昔から「梅は三毒を絶つ」と言われてきました。ここでいう三毒とは、

「水毒」

「食毒」

「血毒」

の3つです。

まず、「水毒」とはからだのなかにある水分の汚れのことをいいます。水毒が起こるとむくんだり、だるくなったりするなど、からだ全体の調子が悪くなります。

「食毒」は無理なダイエットや暴飲暴食など、食生活の乱れがもたらす体調不良のことを指します。

そして、「血毒」は血液の汚れのことを言います。血毒は、ドロドロ血液に代表され

る高脂血症、糖尿病、高尿酸血症など、血液が汚れた状態を指します。

梅干しは、塩分やミネラルを含んでいるので、水毒による浮腫に効果がありますし、胃潰瘍を治してくれることが分かっており（※52）、食毒にも梅干しは最適です。

また、梅には抗酸化作用があり（※53）、血毒を改善してくれます。また、梅干しから抽出したエキスは、インフルエンザウイルスの増殖を抑えてくれるのだそうです（※53）。これは、梅干しに含まれるエポキシリオニレシノールという成分が、ウイルスの増殖を抑えてくれるためで、**1日に梅干しを5粒ほど食べれば、ウイルスの抑制効果が期待できると言われています**。

ただ、毎食おかゆだと飽きてしまうかもしれませんね。

そんなときは、めん類はどうでしょう。うどんやラーメンは小麦粉なので消化がいいのです。一方のお米は消化するのにかなり時間とエネルギーを使うのでおかゆ以外は避けておいたほうが無難ですね。

インスタントラーメンを使うならば、からだを温めてくれる上、殺菌作用も期待できるネギを加えて煮込むのがおすすめです。

その際の煮込み時間は、通常が3分ならば、倍の6分にしてください。麺はふやけますが、より消化しやすくなります。

また、うどんの場合もネギをたっぷりと加えたものに、温泉卵をトッピングするといいですね。

なぜ温泉卵が最適かというと、卵のなかで最も消化が良いのが、温泉卵だからです。生卵と比べると1時間以上も消化が早いのです。

また、卵の白身には、塩化リゾチームという風邪薬にも含まれている炎症を抑える成分が豊富に含まれています。

その量は、だいたい卵1個あたり、一度に服用する風邪薬と同じだけの塩化リゾチームが配合されているのです。

ちなみに、この塩化リゾチームは加熱しても量は減りませんのでご安心くださいね。

わたしの選ぶ風邪治療③

手洗い、うがいは、ずっと続けます

手洗いとうがいは、2章において、風邪の予防方法として詳しくご説明しました。どちらも、外から侵入してくる病原体がからだのなかに侵入しようとするのを防ぐ行為です。できるだけこまめに行ってください、とお伝えしましたね。

風邪予防の代名詞とも言えそうな代表的な二つです。

この手洗いとうがい、実は風邪を引いてしまったあとにもとても効果的なことはご存知でしたか？

というのも、風邪を引いたわたしたちのからだは、ウイルスにやられて体力を消耗し、免疫力が低下している状態です。

そんな弱ったからだに、あらたなウイルスが次々にやってきて侵入してしまうと、二次感染を引き起こすことになるでしょう。すると、風邪をこじらせて、だらだらと長引かせてしまうのです。

だからこそ、うがいと手洗いが重要なのです。

うがいをするときには、80ページでも紹介した緑茶がおすすめですよ。抗菌作用があるカテキンが含まれているので、ウイルスを撃退する効果があります。

緑茶を淹れるときは、温度が高いほど、カテキンが抽出されていいのですが、その場合はちゃんと冷ましてからうがいしてくださいね。あまり熱いとのどをヤケドしてしまい、その部分からウイルスが侵入してしまうおそれがあります。

また、この場合も、うがい薬を使わないほうがいいでしょう。うがい薬は、抗菌力は高いのですが、のどを乾かしてしまう場合があるのです。のどが乾くとウイルスが感染しやすくなります。

それでも、抗菌力の高いうがい薬を使いたい、という場合は。最後にもう一度、水でうがいをするようにしましょう。

＊手洗いもこまめに行いましょう

同様に、風邪を引いて体力も免疫力も低下しているときこそ、入念な手洗いが大事になってきます。

ここで、手に付いたバイ菌をしっかりと落とせる「正しい手洗いの方法」をお伝えしましょう。

【正しい手洗いの方法】

①手指を丸めて、しわを伸ばし、ねじるように洗います。

②手の平のしわのほうは、手の平を精一杯広げて洗うようにします。しわを伸ばして丹念に洗うことで、しわの間に汚れが残るのを防ぐことができます。

③指の間、爪の間もしっかりと洗うようにしましょう。

爪の間の汚れを落とす際は、手の平でこするようにするとうまく落とせます。指の間は、入念にねじり洗いをするようにすると効果的に汚れを落とせます。

ぜひやってみてくださいね。

しっかりとした手洗い、そしてうがいでウイルスを侵入させないことが、風邪を長引かせずに早く治すコツなのです。

わたしの選ぶ風邪治療④

良質な睡眠を取って免疫力を活性化

わたしたちの免疫力は、睡眠と大きな関わりと持っていることは、すでに107ページのコラムでご説明しましたね。

繰り返しになりますが、ここで大切なのは、質の高い睡眠を取ることです。良質な睡眠は、心と体の疲れを取ってくれ、成長ホルモンや副腎皮質ホルモンの分泌により免疫が活性化し、病気の予防と治癒に一役買ってくれるのです。

ですから、引いてしまった風邪を早く治すためには、睡眠をしっかり取ってからだを休めることは欠かせません。

ですが、風邪を引いたときに良質な睡眠を取ることは、簡単なことではありません。例えば、夜になると咳がひどくなり、なかなか眠れなかったというご経験はありませんか。これは、夜になるとわたしたちのからだの機能をつかさどる、自律神経のうちの「副交感神経」が優位になるためです。

副交感神経が高まると、心臓の鼓動は遅くなり、筋肉が緩んでリラックス状態になります。

リラックス状態と聞くと、とてもいいことに思えますし、実際にからだにとっていい作用をもたらすのですが、こと風邪で咳がある場合は、副交感神経が優位になることで気管や気道が狭くなるため、咳がひどくなってしまうと言われています。

咳がひどくて眠れなくては、体力の回復も風邪の治癒もままなりません。

そこで、試していただきたいのは、**「横向きになって寝る」ことです**。なぜなら、横向きになって寝ると、狭くなった気管が広がりやすくなり、さらに気道が自然に外へ向いて呼吸をしやすくなるため、咳止めの効果も期待できるのです。

また、同様に、鼻が詰まって呼吸がしづらく、息苦しくて快眠できない、という場合もありますね。

そんなときは、枕の下に、本を3冊ほど置いて寝てみましょう。こうして頭の角度を約30度に傾けると、鼻づまりが解消されやすくなって、安眠できるはずです。本の厚さや冊数はみなさんそれぞれによって異なると思いますので、試しながら、ちょうどいい頃合を見つけてください。

＊卵酒を飲んで寝てしまう

昔から、風邪にいい家庭療法として、きっとみなさんもご存知の「卵酒」が挙げられますね。

卵酒は、風邪の引きはじめにとても有効です。アルコールの作用でからだを温めつつ、適度な眠気を誘ってくれるので、「風邪を引いたな」と思った日は、卵酒を飲んで、さっさと眠ってしまうのがいいでしょう。

その知名度に対して、現代では実際に卵酒を飲んだことがあるという方が意外にも少ないかもしれません。ですので、ここで作り方をお伝えしておきましょう。

【卵酒の作り方】

［材料］　卵（全卵）　1個／砂糖　大さじ1～2杯（お好みで調節）／日本酒　180㎖

①卵をカップに割り入れてしっかりと泡立て、砂糖を加えて混ぜておく。

②日本酒を火にかけ、沸騰してから1分ほど煮立たせて、火を止める。
③粗熱が取れた②に、少しずつ①の卵液を加えながら混ぜ合わせればできあがり。

ただし、ご注意いただきたいのがアルコールの濃度です。アルコールが強すぎた場合には、急性アルコール中毒など逆効果になる危険性があるので、②の段階で煮立たせて、アルコールを飛ばすことが大事です。また、卵液で薄めるので、さらにアルコール度数は下がります。

また卵酒を作るときには、白身を捨てずに全卵を使用するのがポイントです。なぜなら、卵白に含まれる塩化リゾチームという酵素は、風邪薬にも加えられる成分ですので、風邪の症状を和らげてくれます。

ただし、塩化リゾチームは70℃以上の熱を加えると失活してしまうので、沸騰させたお酒の粗熱を取る作業を忘れないでくださいね。

しっかり卵酒を飲んだあとは、コラム2で紹介した良質な睡眠を取るためのメソッドを振り返って、どうぞぐっすりお休みください。

高熱を我慢してはいけません

これまで、風邪の引きはじめにおける発熱の重要性、それをサポートするために積極的にからだを温めることの大切さをしっかりお伝えしてきました。

熱が上がっているときには、わたしたちのからだの免疫にしっかりがんばってもらうためにも解熱剤を用いて無理に下げないほうがいいのです。

ですが、ここでしっかりお伝えしておきたいことがあります。

いくら、わたしたちのからだにとって発熱が意味深いものであるとしても、あまりに高くまで上がった体温を、「発熱が大事だから」と、解熱剤等で下げずに我慢してはいけません。

その場合の目安は39℃です。

それ以上に上がると、体力が奪われすぎて、別のトラブルに発展してしまいます。人は、体温が41℃を越えると熱射病のような症状や脳障害が生じ、43℃以上の体温では数時間しか耐えられないと言われています。つまり、体温計で測った体温が40℃以上の場合は、できるだけ早く体温を下げるようにする必要があるわけです。そうしないと意識障害や熱性けいれんを引き起こす場合があります。

こうした最悪の状態を想定して、39℃を越えたら、熱を下げるために動かなくてはいけません。

では、わたしたちが体温を効率的に下げようとする際に有効な方法はなんでしょうか？

それは、**「おへその上を冷やす」ことです**。

その理由は、おへその上あたりを通っている大きな血管（大動脈）にあります。

ここを狙って冷やせば、全身に行き渡る血液を効率的に冷やすことができるので、体温を一気に下げることができるのです。

ちなみにおへその上以外にも、首のまわりや脇の下、そけい部（太ももの付け根）を冷やしてもいいでしょう。どちらも、共通点は大きな血管が通っている部位であること、です。

濡れたタオルなどを用いて、5分から10分ほどからだを冷やせば、体温が1℃下がるでしょう。

ちなみに、みなさんは熱を下げるために冷やす部位というと「おでこ」を思い浮かべられるのではありませんか？

昔から、まんがなどで風邪で寝込んだ人を描写するときに多く用いられてきましたし、実際に医薬品メーカーからおでこを冷やすための専用の冷湿布のようなものが発売され、人気を博しました。

実際のところは、どうなのでしょうか。

わたしたち医師は、高熱でフラフラの患者さんへの応急処置として、大量の氷を用いて頭を冷やす方法を選ぶことはあります。これは、頭蓋骨を通して直接、脳の温度を下げるために取る対策で、脳のトラブルやてんかんなどを起こさないようにするためなのです。ですが、わたしたちがふつうに高熱を下げようとする場合には、前述のおへその上など、太い血管が通った部位を冷やすほうが有効でしょう。

ぜひ、覚えておいてくださいね。

からだ温め食材ショウガも食べ方にコツがあります

さてみなさん、からだを温める食材を思い浮かべてください。

いかがですか？　おそらくほとんどの方が「ショウガ」を思い出したのではないでしょうか。

ピリっとした辛みがいかにもからだを温めてくれそうなショウガですが、みなさんは、どのようにして食べておられますか？

すりおろして冷奴や湯豆腐の上に薬味としてのせたり、スライスを煮物に加えて調理したり、乾燥したショウガパウダーを料理に活用しておられる方もいるでしょう。

からだを温めるために用いるとき、実は、この「食べ方」にポイントがあるのです。

それは、ショウガを、冷たいままではなく、**そこに熱を加えて摂取することです**。

生のショウガに含まれる辛み成分ジンゲロールは、加熱することでショウガオールという成分に変わります。ショウガオールは、ジンゲロールよりもさらに強い刺激を持ちます。

ジンゲロールが手足を温めてくれる効果があるのに対し、ショウガオールのほうは、体を芯からしっかり温めてくれるのです。

夏に、冷やしたジンジャーエールを飲むとスッキリとしておいしいのですが、この場合はからだを温める効果はあまり期待できません。また同様に、冷や麦やそうめんに薬味として添えるショウガも、冷たい状態でいただくため、ショウガオールの効果は少ないものと考えられます。

もちろん、ショウガには、消化管の運動を活発にする作用がありますので（※54）、風邪を引いて疲れた胃腸の調子を整えてくれます。

また、吐き気を軽くしてくれる作用もあるため（※55）、乗り物酔い、つわり、がん化学療法の副作用などに対して、ショウガを活用することができます。

＊風邪治療には「ショウガ紅茶」

とりわけ風邪を引いたときにおすすめなのが、温かい紅茶にショウガを少し入れて作る「ショウガ紅茶」です。

わたしも実際に愛飲していますが、ショウガ紅茶を飲むと、ショウガオール効果でからだがポカポカと温まってくるのが分かります。

ショウガ紅茶の作り方として簡単なのは、温かい紅茶にすりおろしたショウガを小さじ2分の1程度加えて作るものですね。

それでも十分ですが、時間があるときに、ショウガを薄くスライスしてハチミツにつけ込んでおいて、それを温かい紅茶に1～2枚、入れるのも、ショウガの辛みとハチミツの甘みの両方を楽しめておすすめですよ。

特に風邪の引きはじめの段階で、からだを温めるために飲むのはもちろん、冷蔵庫に常備しておいて、毎朝の習慣として飲むようにすれば、風邪の予防としても効果を期待できるでしょう。

ショウガはもちろんのこと、ハチミツのほうも栄養価が高く、疲労回復効果が期待できます。

特に、風邪によるのどの痛みや口内炎などがある場合にもぴったりですね。

さらに、紅茶にも緑茶と同じくカテキンが含まれているため、殺菌作用も期待できます。

まさに風邪治療の飲み物としてはうってつけですね。

*トウガラシの温め効果も風邪にいい?

冒頭の質問で、もしかしてショウガではなく、「トウガラシ」と答えられた方もおられるかもしれませんね。

確かに、トウガラシも同様にからだを温めてくれる食材のイメージが強いのではないかと思います。

トウガラシに含まれる辛み成分、カプサイシンは、みなさんも聞き覚えがあるかもしれませんね。

特に注目されるのが、そのダイエット効果です。

カプサイシンを体内に摂取すると脳や脊髄などの中枢神経を刺激し、アドレナリンなどのホルモンの分泌を引き起こします。

アドレナリンには、脂肪分解酵素を活性化させ、脂肪燃焼をさかんにする作用があり、代謝が活発になるので体温が上がります。

風邪の治療としては、体温が上がるのはプラスの効果、と思われるかもしれませんが、カプサイシンの場合は、そこが少々異なるのです。

というのも、カプサイシンの効果によって体温が上がるのは、あくまで「一時的」なものです。

そのあとは、発汗が促進されるため、からだから熱が逃げてしまい、結果として体温が下がる可能性が高いのです。

さらにトウガラシは風邪で弱った胃腸には刺激が強いので、避けたほうが無難です。

ということで、風邪を引いたときにわたしたちが選ぶべき食材は、ショウガのほうです。せっかくですから、ぜひ加熱した状態でショウガオールの効果をたっぷり享受してくださいね。

では食べ物に関する質問にもお答えしていきましょう。

Q「焼いた長ネギをのどに巻くと良い」って昔から言うけど本当？

A 本当です。もちろん食べるのも効果的ですよ。

風邪治療にまつわる知恵に「焼いた長ネギをのどに巻くと良い」というものがありますね。とはいえ、試したことがあるという方はなかなかおられないかもしれません。

この治療方法、実はちゃんとした効果を実証できるのです。

長ネギやニンニクには、独特の臭いがありますね。その臭いの犯人はアリシンと呼ばれる物質です。アリシンは動脈硬化を防いだり、コレステロール値を下げたり、がんの発生を抑えたりする作用のほか（※56）、風邪の治療や予防にうれしい強い殺菌力を持っています。時代をさかのぼれば食中毒を防ぐための薬味として利用されていた歴史もあるそうです。

長ネギを焼くと、そのアリシンが蒸発しやすくなります。ですから、のどのまわりに巻けば口や鼻から成分を吸い込むので、抗菌効果を期待できるのです。冒頭の言い伝えはここから来ているというわけです。ただ、この成分は、揮発性で時間が経つと効果が弱まるので長時間は期待できません。

長ネギは、からだを温める効果もあるので、食材としても最高です。おかゆやうどんなど、からだを温める消化の良い料理に、小口切りの長ネギを少し多めに入れるといいでしょう。細かく刻むのは、そのほうが、より多くのアリシンが出るためです。熱に弱い成分なので、生のままで最後にふりかけるようにしましょう。そうすれば、口からだけでなく、鼻からも成分を摂取できるので一石二鳥です。一緒に煮込んでしまっては効果半減ですから、覚えておきたいポイントですね。

またアリシンは、ビタミンB_1の吸収を助け、スタミナの源にもなりますので、その作用を最大限に発揮するには、ビタミンB_1と一緒に調理すると良いでしょう。ビタミンB_1が豊富な食材といえば、豚肉です。ロースハムにも豊富に含まれていますので、長ネギと一緒にチャーハンなどはいかがですか？　長ネギ以外でアリシンを含む食材でしたら、タマネギやニラ、ワケギ、ニンニク、ラッキョウなどもいいですね。

Q 風邪のときに、特におすすめの果物はありますか？

A 治りかけに食べる焼きミカンはとてもおすすめですよ。

風邪を引いたときにミカンを食べる場合、タイミングが大事だとお伝えしました。ミカンはカリウムを豊富に含んでいるので、利尿作用があり、からだを冷やしてしまうおそれがあります。ですから、からだを積極的に温めるべき風邪の引きはじめには注意が必要です。

一方、風邪の治りかけの段階では、毒素を排出するためにも、利尿作用のあるミカンはぜひ取るべき果物になります。

わたしたちが冬にいつも食べているミカン、「温州ミカン」には、第2章でご紹介した成分、β-クリプトキサンチンが豊富に含まれています。ちなみにレモンやグレープフルーツには、含まれていません。

β-クリプトキサンチンは、からだのなかでビタミンAに変わる成分ですから皮膚や粘膜の免疫力の向上が期待でき、風邪の原因菌の感染から守ってくれます。肝機能障害や動脈硬化、インスリン抵抗性といった生活習慣病に対しても有効ですし、女性の骨粗しょう症を予防してくれるのです。

温州ミカンの研究で有名な「三ヶ日町研究」は、このように、いかに日本の温州ミカンが優秀なのかを教えてくれます（※57）。β-クリプトキサンチンを豊富に含む温州ミカンは、わたしたち日本人には、欠かせない果物ですね。

ちなみに、特に風邪のときには、温州ミカンを焼いて食べると、お腹を冷やすこともありませんし、甘みも増してよりおいしくいただけます。

また、熱に弱いと言われているビタミンCも、皮ごと焼くことで守られ、失うこともありません。

昔は、石油ストーブの上で転がしながら焼いたりしたものですが、現代ならトースターで焼けば簡単に完成します。表面にワックスがかかっているものは、40〜50℃のお湯に1分ほどつけてから表面を布で拭くといいですよ。

医師の頭のなかを知って主体的に治療しよう

みなさんは、風邪を引いたら病院に行きますか？

わたしのクリニックには、1年間に、のべ500名以上の方が風邪で受診されます。会社で調子が悪くなり、お昼休みに受診される人、がん治療を受けているけれど、風邪を引いてしまった人、一年中、体調が優れず、すぐに風邪を引いてしまう人など、みなさん症状はさまざまです。

いくら本人から「わたしは風邪です」と言われてもこちらがその言葉を鵜呑みにすることはありません。それはあくまで情報の一つです。それをベースに、実際に目で見て、耳で聞いて、手で触れて、自分の五感で得た情報を元に、診断することを医師としての信条としています。

具体的にご説明しましょう。

まず、風邪を訴える患者さんには受付で体温計をお渡しし、診察に入ったら平熱をうかがって、通常との違いを確認します。

実際、体温の高さは人によってさまざまで、子どもと大人、男性と女性でも異なります。また、日本人と西洋人では、約1℃の差があると言われています。

風邪の診察において、体温は大事な情報です。ただ、熱が出ていない＝風邪ではない、ということはありません。あくまで体温は一つの目安なのです。

次に、その方の「最もつらい症状」についておたずねします。鼻水、咳、痰、寒気など、人によっても、時期によっても、症状は異なります。

「最初は、のどが痛かったのだけれど、今朝からは咳が出はじめました」という人もいれば、「首の後ろあたりが張って、からだがだるくなり、今は、熱があります」という人もいます。症状の経過は、男性と女性でも変わってきますし、仕事が忙しく疲れているときや大きな病気のあとなど、状況によっても異なります。

そして、次はこれまでに大きな病気や怪我をしたことがあるかどうか、両親や家族に糖尿病、結核などの病気がないか、以前に薬のアレルギーがなかったか、などの確認に続きます。

風邪で受診される患者さんは、ほぼ100％の方が、「わたしは風邪です」とおっしゃって受診されます。

最近では、インターネットで事前に自分の症状をいろいろと調べた上で、受診される方も増えていますね。

なかには、すでに薬局で薬を購入し、自分で治療をしてみたけれど、良くならないから受診した、という方もお見えです。

ですから、こうしてわたしがクドクドと話を聞いていると、「面倒くさいなぁ」「これだから、医者にかかるのは嫌なんだ」と言わんばかりの表情をされる方もいらっしゃいます。

しかし、「たかが風邪」だと思っている症状が、意外な病気の初期症状だということがあるのです。

例えば、女性に多い膠原病《こうげんびょう》は、からだのだるさと微熱からはじまりますし、同じように妊娠初期にも、風邪と似た症状があるため注意が必要なのです。

だからこそ、こうして症状や経過について細かく、ときに気になる点があればしつこく話を聞いて情報を引き出す。

それを踏まえてようやく実際にからだを診る段階に入ります。

口のなかを診たり、のどを触ったり、肺の音を聞いたり…先に聞いた主な症状に関係した部分を確認していきます。症状によっては、お腹を拝見することもありますし、足のむくみを確認することもあります。皮膚に湿疹などの症状が出る場合があるので、シャツをまくり上げて背中を診せてもらうこともあります。

さらに、風邪の原因を詳しく調べる必要が出てきた場合は、検査に入ります。

ただし、わたしのような町医者ができる風邪の検査は限られていますので、ごく簡単なものになります。

わたしのクリニックでは、富士フイルムが開発した「富士ドライケム」という検査機器を使っています。この検査機器は、ごく少量の唾液や鼻汁を採取すると、数分で病原菌の種類を判定してくれます。

ただ、検査ができるのは、インフルエンザウイルス、アデノウイルス、RSウイルス、A群β溶血連鎖球菌の4種類に限られます。

また、百日咳や結核などが疑われる場合には、血液検査や胸部単純レントゲン撮影、喀痰培養などを行います。

これらの情報をまるごと総合して、具体的に診断し、治療方針を決めるのです。

＊風邪に対する治療方法は3本の柱からなります

さて、わたしたち医師が治療方法を決めるとき、大きく分けて3つの柱があります。

おそらく、みなさんが医者に行くとき、医師が決めた治療方針について詳しくたずねることはあまりないのではありませんか？　なんとなく聞きづらい、説明してもらっても理解できないかもしれないし、と尻込みしてしまう…そんなお気持ちもお察しします。

ですが、なんとなく、言われるがままに出された薬を飲んで治療をするよりも、主体的に、積極的に治療にのぞんでいただくほうが、よりスムーズに回復に向かうのではと思います。その枠組みは難しいものではありませんので、順にご説明しますね。

①風邪の「原因」を治す方法

実は、みなさんが風邪を引いたとき、その原因がはっきりと分かる場合は、非常に少ないというのが事実です。

だから風邪の根本的な原因に直接働きかける方法を選ぶことは難しいのです。というのも、先ほどお伝えした通り、わたしのクリニックの風邪の検査機器で診断できる病気は4種類です。それはつまり、4種類以外の病気は簡単には診断できない、ということです。

もし、4種類に当てはまって特定できたとしても、それに直接対応した治療薬がなければ、原因を治す方法を選ぶことはできません。この4種類の病気のうち、原因を治す方法があるのは、インフルエンザウイルスとA群β溶血連鎖球菌の2種類だけです。インフルエンザウイルスに対しては、抗ウイルス薬としてタミフルやリレンザなどで対処し、A群β溶血連鎖球菌に対しては、抗生物質を使用します。

約200種類もの病原体それぞれに対する薬があればいいのですが、そうもいかないのが現実です。医者の診断で、風邪の原因に直接対応する薬がなくても抗生物質を処方することがあるのは、明らかにウイルスと細菌の両方に感染していること（混合感染と呼びます）が疑われたときです。報告によるとウイルスと細菌の混合感染は、約22・2％と言われています（※58）。また、重篤な病気を持っている患者さんで風邪から肺炎になると命にかかわる場合など、ある意味、予防的治療として用いられます（※59）。どんな場合でも、安易な抗生物質の使用は「百害あって一利なし」です。しっかりとした目的がないのに、抗生物質を使うことはありません。

②症状を和らげる「対症療法」

風邪で医者にかかると、いくつもの薬を処方されますね。「こんなに飲まなければいけないのか…」とうんざりされる方もおられるかもしれません。

薬が増えてしまうのには理由があります。それは、みなさんの風邪の症状一つひとつに対処する薬が処方されているからです。例えば熱が出ていれば解熱剤、のどが痛いなら鎮痛剤、痰が気になるなら痰が切れやすくなる薬…といった具合に選んでいきます。

調剤薬局に処方箋を持っていくと、一つひとつ具体的に説明してくれますね。

これまでに何度もご説明した発熱の症状も、止まらない鼻水や咳も、わたしたちの免疫ががんばってくれている証拠です。

その活動は安易に止めてはいけないのも事実ですが、つらい感冒症状を我慢しすぎて、なかなか休息も取れず体力を消耗するばかりでは回復もままなりません。

だからこそ、それらを薬で抑えている間に、体力の回復をはかって風邪を早く治そうとすること、これが②の目的ですね。

③からだが持つ「自然治癒力」にゆだねる

わたしの父も医師でしたが、風邪を引いて訪れる患者さんには薬を出さず、「風邪のときは、家で静かに寝ていなさい」と、さとしていました。当時は、抗ウイルス薬はなく、抗生物質も種類が限られていましたから、医師ができる治療にも限界があったのです。

しかし、現在でも、自然治癒力で風邪を治す選択肢は、決して、おろそかにできない方法の一つです。

これら、治療の3本柱は個別に選択することはほとんどありません。医者にかかれば、たいてい①と②の両方を組み合わせて薬を処方されるはずですし、それと同時に、みなさんが風邪を治そうとするときの基本的な姿勢として③は欠かせません。

わたしが本書でお伝えしてきた生活習慣や身近な食材での治療は、そのほとんどが③の具体的なメソッドです。自然治癒力の高さは免疫力の高さとも言えますから、これらはみなさんが「最強の免疫力」を手に入れるための一助となる方法だと言えるでしょう。

では最後に、漢方と西洋医学を融合させた治療を行っている私が、風邪と漢方薬の関係についてお答えしましょう。

Q 最近、風邪治療に漢方薬を選ぶ人が増えている気がします。効くのでしょうか？

A その人その人の状態に合った薬が、さまざまにありますよ。

「漢方薬は、すぐに効かない」「西洋薬に比べて、漢方薬は弱い」「漢方薬には副作用がない」。そう勘違いされている方が多くいらっしゃいます。

十人十色とまでは言いませんが、風邪と一言で言っても、症状はいろいろです。しかし、現在、わたしたち医師が、風邪という診断をした場合、保険を使って処方できる総合感冒薬は、ＰＬ顆粒、１種類しかないのです。

そんなとき大変役に立っているのが、漢方医学です。西洋医学では治療できない病気は山のようにあり、そのいくつかの病気に、漢方医学が大いに活躍してくれます。

その一つが風邪の治療なのです。

今から約２千年前にまとめられたと言われる「傷寒論（しょうかんろん）」は、漢方医学の基礎を築いた教科書的なものとされています。その内容は伝染病の治療法をまとめたものです。

傷寒論には、さまざまな症状が出てきます。寒気がして首筋が張るとき、どの薬を飲めば良いのか。寒気がして熱が出はじめていても、汗が出ているときと、出ていないときでは、治療方法を見極めるべきだ、など事細かに書かれています。先人の知恵が詰まった傷寒論を紐解けば、現代人の風邪の治療もうまくできるようになります。

漢方薬には、実にさまざまな種類があります。なかには、西洋薬よりも速効性があり、効果の高いものもたくさんあります。わたしは、風邪の治療には、漢方薬と西洋薬、その両方をうまく組み合わせて使うことで、より早く回復すると考えています。

主な症状と、適した漢方薬を左ページの表にまとめましたので、ぜひご覧ください。

薬局で手に入る一般用医薬品に比べ、医療機関で処方される医療用医薬品の漢方薬は、濃度が高いため、切れ味も鋭く、非常に優れた効果を発揮します。その代わり、間違った使い方をした場合は、副作用があることを覚えておかなければなりません。

漢方薬	読み方	適応
桂枝湯	けいしとう	すぐに風邪を引く、体が弱い人の風邪の場合
葛根湯	かっこんとう	首筋がはる、悪寒がするなど、上半身の症状が中心の場合
小青竜湯	しょうせいりゅうとう	鼻水、くしゃみなど、鼻の症状が中心の場合
麻黄湯	まおうとう	熱、のどの違和感、咳などの症状が中心の場合
麻黄附子細辛湯	まおうぶしさいしんとう	咽頭痛、のどの違和感など、のどから来る風邪の場合
麦門冬湯	ばくもんどうとう	空咳、のどの違和感などの症状が中心の場合
小柴胡湯	しょうさいことう	風邪を引いて数日経過したあと、症状が治らない場合
竹茹温胆湯	ちくじょうんたんとう	風邪を引いて数日経過したあと、咳が出て、夜眠れない場合
桔梗湯	ききょうとう	咽頭炎、扁桃炎などののどの症状がある場合

おわりに

医学は日進月歩、どんどんと新しい治療法が見つかり、技術の開発もとどまるところを知りません。

そんななかで、とりわけ「風邪」の診断と治療の分野は、まだまだ難しく、一筋縄ではいかないことが多く残されています。

とはいえ、顕微鏡が開発される前、細菌やウイルスを見つけることができなかった時代を思うと確実に前進してきています。

それは、たびたび直面してきた感染症の流行、それによる人類の危機を克服しようとしてきた先人の功績でしょう。やはり、人類の歴史は感染症との戦いなのですね。

第2次世界大戦以前、まだ、抗生物質が発見されていなかった頃、風邪を治すために、ハチミツをなめたり、首にネギを巻いたりと、今となっては迷信や言い伝えのような方法が行われていました。

そして時代が変わって科学的に多くのことが解き明かされるようになり、これまで「おばあちゃんの知恵袋」に入れてあったそれらの言い伝えが、「実は理にかなっている」と、納得できるようになりました。

風邪のときにハチミツをなめるのは、栄養補給に最適で、抗菌作用があるため。焼き長ネギを首に巻くのは、口や鼻から殺菌力のあるアリシンを吸い込むため。

本書は、そんな昔からのおばあちゃんの知恵と現代医学の知識を組み合わせた風邪対策の方法をまとめたものです。

わたしは、医者の家に生まれ、小さい頃から、薬に囲まれて育ちました。ですが、簡単な怪我や病気は、薬に頼らず自分で治す習慣が身についています。

切り傷は、指でしっかりと5分間押さえていると治りますし、魚の目は、芯にある黒いツブツブを削ればいい。

同じように、ちょっとした風邪のときは、うどんを茹でて山盛りのネギをのせて食べたり、疲れているときは、栄養価の高い食材を選ぶようにしています。本書にまとめたことは、わたしが日々実践しているシンプルな風邪対策です。どなたでも、簡単にできることばかりですから、ぜひ、みなさんも気軽に実践してください。そんな、ちょっとしたことの積み重ねこそ、「最強の免疫力」を手に入れるための秘訣だと思っています。

健康であることは、一番の目的ではありません。みなさんの人生の目的は、きっとそれぞれにあるはずです。健康は、そんなみなさんの目的をしっかりと支えてくれる地盤となるのです。

風邪に振り回されない人生、すなわち「最強の免疫力」を持って、みなさんがご自分の人生を生き生きと楽しんでいただけたなら、医師としてこんなにうれしいことはありません。

10月吉日　芝大門いまづクリニック院長　今津嘉宏

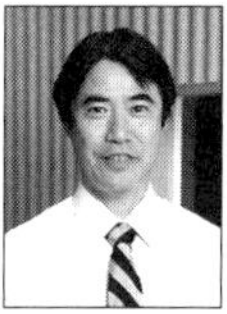

今津嘉宏

いまづ　よしひろ

[資格等] 日本外科学会認定医　専門医／日本胸部外科　認定医／日本内消化器内視鏡学会　専門医、指導医／日本消化器病学会　専門医／日本がん治療認定医機構　認定医、暫定教育医／日本東洋医学会　専門医、指導医／日本医師会　産業医／日本緩和医療学会　補完代替医療ガイドライン改訂WPG WPG員／日本静脈経腸栄養学会　TNT研修会首都建築講師／日本東洋医学会　研修施設

1988～1989　慶應義塾大学医学部外科 助手
1989～1990　国民健康保険組合 南多摩病院 医員
1990～1991　国立霞ヶ浦病院 医員
1991～1994　慶應義塾大学医学部外科 助手
1994～2005　恩賜財団東京都済生会中央病院外科 医員
1994～2010　慶應義塾大学病院漢方クリニック 共同研究員
2005～2009　恩賜財団東京都済生会中央病院外科 副医長
2009～2011　慶應義塾大学医学部漢方医学センター 助教
2009～2010　Classifications, Terminologies and Standards Department of Health Statistics and Informatics World Health Organization（WHO）, Intern
2011～2013　北里大学薬学部 非常勤講師、薬学教育センター社会薬学部門 講座研究員
2011～2013　麻布ミューズクリニック 院長
2013～　芝大門 いまづ クリニック 院長、
2013～2015　慶應義塾大学薬学部　非常勤講師
2013～2016　北里大学薬学部　非常勤教員
2014～2016　首都大学東京　非常勤講師

[著書]『89.8%の病気を防ぐ上体温のすすめ』／『「不眠」「野菜不足」「冷え」を改善！115歳が見えてくる〝ちょい足し〟健康法』（ともに小社刊）／『子どもの心と体を守る「冷えとり」養生』（青春出版社）／『仕事に効く漢方診断』（星海社）

- 病状のみでなく、その人を取り巻く環境や性格にも留意し、患者の心に寄り添う医療を実践している。
- 趣味は家族（妻、二男）との日常の風景や旅の思い出などを手描きのイラストで記したアルバム作り。

resistance to illness after experimental exposure to rhinovirus or influenza a virus.Cohen S1, Alper CM, Doyle WJ, Treanor JJ, Turner RB.

※19 Objective and subjective socioeconomic status and susceptibility to the common cold. Cohen, Sheldon; Alper, Cuneyt M.; Doyle, William J.; Adler, Nancy; Treanor, John J.; Turner, Ronald B. Health Psychology, Vol 27(2), Mar 2008, 268-274.

※20 文部科学省「食品成分データベース」http://fooddb.mext.go.jp/

※21 国立健康・栄養研究所「健康食品」の安全性・有効性情報 https://hfnet.nih.go.jp/

※22 がん情報サービス http://ganjoho.jp/

〈2章〉

※23 J Infect Dis. 2010 Feb 15;201 (4) :491-8. doi: 10.1086/650396. Mask use, hand hygiene, and seasonal influenza-like illness among young adults: a randomized intervention trial. Aiello AE, Murray GF, Perez V, Coulborn RM, Davis BM, Uddin M, Shay DK, Waterman SH, Monto AS.

※24 Kekkaku. 2004 Jul;79(7):443-8. [Evaluation of quantitative fit-testing of N95 filtering facepiece respirators using Mask-Fitting Tester and improvement of mask fitting by instruction].Kawabe Y, Tanaka S, Nagai H, Suzuki J, Tamura A, Nagayama N, Akagawa S, Machida K, Kurashima A, Yotsumoto H.

※25 BMJ Open. 2015 Apr 22;5(4):e006577. doi: 10.1136/bmjopen-2014-006577. A cluster randomised trial of cloth masks compared with medical masks in healthcare workers. MacIntyre CR, Seale H, Dung TC, Hien NT, Nga PT, Chughtai AA, Rahman B, Dwyer DE, Wang Q.

※26 Weaver GH. Droplet infection and its prevention by the face mask. J Infect Dis1919;24: 218–30.

※27 Surgical mask versus N95 respirator for preventing influenza among health care workers: a randomized trial Damon Atrie and Andrew Worster CJEM / Volume 14 / Issue 01 / 1月 2012, p 50 – 52

※28 Trop Med Int Health. 2006 Mar;11(3):258-67. Handwashing and risk of respiratory infections: a quantitative systematic review. Rabie T, Curtis V.

※29 Clin Infect Dis. 2009 Feb 1;48(3):285-91. doi: 10.1086/595845. Efficacy of soap and water and alcohol-based hand-rub preparations against live H1N1influenza virus on the hands of human volunteers. Grayson ML1, Melvani S, Druce J, Barr IG, Ballard SA, Johnson PD, Mastorakos T, Birch C.

※30 Am J Prev Med. 2005 Nov;29(4):302-7. Prevention of upper respiratory tract infections by gargling: a randomized trial. Satomura K1, Kitamura T, Kawamura T, Shimbo T, Watanabe M, Kamei M,

〈1章〉

※1 「ウイルスと細菌感染のかかわり 呼吸器感染症を中心に」永武 毅、山下 広志、広瀬 英彦 日本内科学会雑誌 (0021-5384)86巻3号Page491-495(1997.03)

※2 「気道感染症—急性気管支炎における二次性細菌感染症と肺機能におよぼす影響」隆杉正和、松本慶蔵、石川秀文、他 化学療法の領域 6:1399, 1990

※3 「成人の急性咽頭炎におけるウイルス・細菌についての検討」橋口 一弘、松延 毅 日本耳鼻咽喉科学会会報 (0030-6622)106巻5号 Page532-539(2003.05)

※4 国立感染症研究所 http://www.nih.go.jp

※5 「人類と感染症との闘い」加藤茂孝 モダンメディア 57巻2号 Page39~54 2011

※6 三田村敬子、菅谷憲夫:インフルエンザの診断と治療「臨床症例のウイルス排泄からの考察」.ウイルス.56(1):109-116,2006)、(3)抗インフルエンザ薬を使うと症状はかるくなるが、ウイルスは残っている(Tamura D et al: Frequency of drug-resistant viruses and virus shedding in pediatric influenza patients treated with neuraminidase inhibitors. Clin Infect Dis. 2011 15; 52 (4): 432-7.

※7 Sato M, et.al: Viral shedding in children with influenza virus infections treated with neuraminidase inhibitors. Pediatr Infect Dis J. 2005; 24(10): 931-2.

※8 文部科学省「学校において予防すべき感染症のQ & A」http://www.mext.go.jp

※9 「インフルエンザとワクチン」岡部信彦 臨床薬理 Vol.40 (2009) No,3 P.87S~88S

※10 平成11年度 厚生労働科学研究費補助金 新興・再興感染症研究事業「インフルエンザワクチンの効果に関する研究」

※11 Sugiura, A., Yanagawa, H., Enomoto, C., Ueda, M., Tobita, K., Matsuzaki, N., Suzuki, D., Nakaya, R., and Shigematsu, I. (1970) A field trial for evaluation of the prophylactic effect of influenza vaccine containing inactivated A 2 / Hong Kong and B influenza viruses. J. Infect. Dis. 122 : 472-478.

※12 北里第一三共ワクチン株式会社「インフルエンザ」http://www.daiichisankyo-kv.co.jp/)

※13 FDA NEWS RELEASE Jan. 16, 2013「FDA approves new seasonal influenza vaccine made using novel technology」http://www.fda.gov/

※14 http://www.umnpharma.com/noflash.html

※15 日本臨床内科医会「インフルエンザ診療マニュアル」

※16 日本薬学会「薬学用語解説」http://www.pharm.or.jp/

※17 日本漢方生薬製剤協会 http://www.nikkankyo.org/

※18 Psychosom Med. 2006 Nov-Dec;68(6):809-15. Epub 2006 Nov 13.Positive emotional style predicts

T. Takiza- wa, T. Nakamura & J. Terao, Free Radic. Res., 33, 635-41 ,2000

※45 http://www.morinaga.co.jp/food_education/

※46 日本家政学会誌 Vol. 60 (2009) No. 1 P 3-10 衣服の保温機能における衣服空隙の熱移動抵抗 冨田 明美, 楊 燕,

※47 繊維製品消費科学 Vol. 42 (2001) No. 5 P 317-321 肌着のぬれ感と衣服内気候・温熱生理 潮田 ひとみ

※48 日本家政学会誌 Vol. 44 (1993) No. 9 P 703-712 着衣の快適性に関する温熱生理学的研究 田村 照子

※49 「大学生の睡眠習慣と免疫的体力の関係について –睡眠時間と感冒罹患回数についての質問紙法による疫学研究－ 矢島すみ江、中野功、麻生伸代、橘真美、粥川裕平 名古屋工業大学紀要 2003 第55巻 P.151~157」

※50 Sleep Habits and Susceptibility to the Common Cold Sheldon Cohen, PhD; William J. Doyle, PhD; Cuneyt M. Alper, MD; Denise Janicki-Deverts, PhD; Ronald B. Turner, MD Arch Intern Med. 2009;169 (1):62-67

＜第3章＞

※51 「温冷水および温食物の摂取による深部体温の変化 温服の意義について」日笠 穣, 山本 巌,成川一郎 日本東洋医学雑誌 Vol. 44 (1993-1994) 号 No. 4 ページ P 583-587

※52 「アルコール性胃潰瘍への梅エキスの抑制効果」岸川正剛、荻原喜久美、納谷裕子 紀州梅効能研究会

※53 梅の細胞増殖抑制作用、抗酸化作用に関する研究 竹腰進 紀州梅効能研究会

※54 Int J Clin Pharmacol Ther. 1999 Jul;37(7):341-6.Effects of ginger on gastroduodenal motility. Micklefield GH1, Redeker Y, Meister V, Jung O, Greving I, May B.

※55 Br J Anaesth. 2000 Mar;84(3):367-71. Efficacy of ginger for nausea and vomiting: a systematic review of randomized clinical trials. Ernst E1, Pittler MH.

※56 「食用植物由来含硫化合物の抗がん作用メカニズムとがんの予防」関泰一郎、細野崇、深尾友美、正木智大、原健二郎、大槻隆之、有賀豊彦 日本農芸化学会誌 Vol.77 No.11 2003 P.1113~1115

※57 「ミカンの摂取と健康に関する栄養疫学調査：三ヶ日町研究」杉浦実 日本食品化学工学会誌 Vol.61 (2014) No.8 P.37~381

※58 保富宗城「ウイルス感染対策」日本耳鼻咽喉科学会会報 Vol.116 (11), P.1255-1256, 2013

※59 llett HE, et al:Excess morbidity and mortality associated with influenza in England and Wales.Lancet l:993, 1980.

Takano Y, Tamakoshi A

※31 環境感染 Vol. 10 (1995) No. 2 P 44-47 高度汚染した手指の衛生学的手洗いの検討 矢野 久子, 小林寛伊, 奥住 捷子

※32 手洗い時間による手表面細菌の除菌効果の検討 Full-hand touch plate法を用いて 名村 章子, 西島 摂子, 朝田 康夫 日本皮膚科学会雑誌 102巻12号 Page1563-1566(1992.11)

※33 J Altern Complement Med. 2006 Sep;12 (7) :669-72. Gargling with tea catechin extracts for the prevention of influenza infection in elderly nursing home residents: a prospective clinical study. Yamada H1, Takuma N, Daimon T, Hara Y.

※34 「茶のカテキンに関する研究(第3報)人質によるカテキン含有の差異」中川到之、鳥井秀一 茶業技術研究 No.29, 85~95 1964

※35 「茶主要成分の茶浸出液への溶出特性」堀江秀樹、氏原ともみ、木幡勝則 茶業研究報告 Vol.2001 No.91 P.29～33

※36 河野えみ子、福井順子、今井玲、寺村重郎、井野千代徳、山下敏夫「うがい効果の検討」口腔・咽頭科 Vol.15 No.2 P.199~207

※37 「ブルーベリー類の抗インフルエンザウイルス作用」関澤春仁、生田和史、鍋谷達夫 東北農業研究(65)197-198, 2012

※38 「アレルギー性鼻炎モデルラットに対するロズマリン酸の効果」山﨑永理、砂川正隆、沼口佳代、時田江里香、池谷洋一、北村敦子、世良田紀幸、石川慎太郎、中西孝子、久光正 日本補完代替医療学会誌 第9巻 第2号 P.107-113, 2012

※39 「l-ペリルアルデヒド(しそ精油成分)の抗菌性について 第1報：細菌および糸状菌に対する生育阻害効果」小田尚子、田中雅子、別府道子 東京家政学院大学紀要 22, P.41-44, 1982

※40 「Lactobacillus delbrueckii ssp. bulgaricus OLL 1073R-1 で発酵したヨーグルトおよび産生多糖体の免疫賦活効果」牧野聖也 ミルクサイエンス Vol.58 (2009) No.2 P.35-40

※41 Effects of oral administration of yogurt fermented with Lactobacillus delbrueckii ssp. bulgaricus OLL1073R-1 and its exopolysaccharides against influenza virus infection in mice Takayuki Nagai , Seiya Makino, Shuji Ikegami, Hiroyuki Itoh, Haruki Yamada International Immunopharmacology Volume 11, Issue 12, December 2011, Pages 2246–2250

※42 「睡眠改善食品 機能性表示食品成分グリシンを中心として」安居昌子、坂内慎 ファルマシア Vol.52 (2016) No.6 P.530-533

※43 「カカオポリフェノールが有する多彩な生理機能 抗動脈硬化作用とその機序に関する最近の知見より」馬場星吾 化学と生物 Vol.47 (2009) No.8 P.520-521

※44 S. Baba, N. Osakabe, A. Yasuda, M. Natsume,

風邪予防、虚弱体質改善から始める

最強の免疫力

著者　今津 嘉宏（いまづ よしひろ）

2016年11月10日　初版発行

装丁　森田直／積田野麦（FROG KING STUDIO）
漫画　岩田やすてる／藤井一（DTP協力）
校正　玄冬書林
編集　岩尾雅彦（ワニブックス）／高木沙織

発行者　横内正昭
編集人　青柳有紀
発行所　株式会社ワニブックス
〒150-8482
東京都渋谷区恵比寿4-4-9えびす大黒ビル
電話　03-5449-2711（代表）
03-5449-2716（編集部）
ワニブックスHP　http://www.wani.co.jp/
WANI BOOKOUT　http://www.wanibookout.com/

印刷所　株式会社 光邦
DTP　株式会社 三協美術
製本所　ナショナル製本

ISBN 978-4-8470-9511-5